நலம் பேணுதலில் மங்கையர் பங்கு

I0396492

ஆசிரியர் - திரு. நீலகண்ட சிவா
மொழிப்பெயர்ப்பாளர் - முனைவர் ஆர்.தாரணி

notionpress
.com
INDIA • SINGAPORE • MALAYSIA

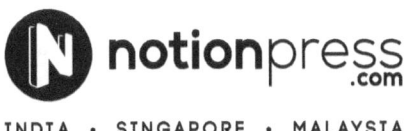

Notion Press

Old No. 38, New No. 6
McNichols Road, Chetpet
Chennai - 600 031

First Published by Notion Press 2019
Copyright © Nilakanta Siva 2019
All Rights Reserved.

ISBN 978-1-64587-665-6

This book has been published with all efforts taken to make the material error-free after the consent of the author. However, the author and the publisher do not assume and hereby disclaim any liability to any party for any loss, damage, or disruption caused by errors or omissions, whether such errors or omissions result from negligence, accident, or any other cause.

While every effort has been made to avoid any mistake or omission, this publication is being sold on the condition and understanding that neither the author nor the publishers or printers would be liable in any manner to any person by reason of any mistake or omission in this publication or for any action taken or omitted to be taken or advice rendered or accepted on the basis of this work. For any defect in printing or binding the publishers will be liable only to replace the defective copy by another copy of this work then available.

Translated from the original English book entitled *"Role of Women in Curative Care (at home and in hospital)"*

உள்ளடக்கம்

நூலைப் பற்றி 5

முன்னுரை 7

பதிப்பாசிரியர் பற்றி 11

மொழிபெயர்ப்பாளர் பக்கம் 13

1. பெண்ணே பிரதானம் இல்லத்திலும், மருத்துவமனையிலும் 17
–Ms. C.A. சரோஜா

2. பெண்மை இன்றி அமையாது உடல்நலம் 27
–Dr. திருமதி பவானி சந்திரசேகரன் MBBS DGO

3. இல்லத்தின் அகல்விளக்கு - வீடுகளில் வாழும் பராமரிப்பாளர்கள் 55
–திருமதி. ராஜலக்ஷ்மி சிவா

4. அனைத்துமே அன்பு, மீட்பு, புனர் வாழ்வு பற்றியது 77
–திரு. நீலகண்ட சிவா

உள்ளடக்கம்

5. பெண்கள் - பிணி தீர்க்கும் சமய சஞ்சீவினிகள் — 107
   –ஆர். தாரணி

6. 16 லிட்டர் தண்ணீர் — 135
   –திருமதி. நபநீத்தா பூயன் மேத்யு

7. வாழ்வு பெருக்கி உடல்நலம் வழங்கும் மமதியே சக்தி — 157
   –திரு. எஸ். கிருஷ்ண குமார்

8. புற்றுநோயின் வெற்றியாளன் தனி ஒருவனாய் போட்டியிட்டதில்லை — 167
   –திரு. நீலகண்ட சிவா

9. தனிமைப்பட்டு, சிதைவுற்று, தரைமேல் வீழ் ஒரு உறைந்த இலைபோலே — 173
   –திரு. நீலகண்ட சிவா &
   திருமதி. ராஜலக்ஷ்மி சிவா

10. மனிதன் எழுப்பிய கலங்கரை விளக்கம் — 191
    –கவிதாயினி ஷாலினி சாமுவேல்

11. உடல்நலத்தில் பெண்கள் மாறிவரும் ஒரு தோற்றம் — 195
    –கவிதாயினி/எழுத்தாளர் சம்ருதி டாஷ்

12. புற்றுநோயின் மீதான போரில் நகைச்சுவை — 203
    –Ms. ஹர்ப்ரீத் கவுர் & திரு. நீலகண்ட சிவா

நூலைப் பற்றி

மருத்துவர்கள், சிகிச்சை பெறும் நோயாளிகள், அவர்களை கவனித்து பராமரிப்போர் மற்றும் பலர் மருத்துவமனையிலும் இல்லத்திலும் நோயாளிகளைக் காத்து ரட்சிக்கும் பொறுப்பு பற்றியும், நாள் பட்ட நோயில் வீழ்ந்தோரை கையாளும் முறை பற்றியும் தங்களின் சொந்த அனுபவங்கள், மேலான கருத்துக்களை உரைநடை, கவிதை மற்றும் கதை சொல்லும் பாணியிலும் வெளிபடுத்தியதன் தொகுப்பாக இன் நூல் திகழ்கிறது.

நோயில் அவதியுறுவோரின் நலனுக்காக துணையிருந்து அயராது அன்பு பாராட்டி அவர்களின் சிரமங்களை குறைக்க அற்பணிப்பு உணர்வுடன் அவர்களை காக்கும் அனைத்து பெண்களுக்கும் ஆன ஒரு பாராட்டுகளை தொகுப்பாக இன் நூலை வெளியிடுவதில் மிகுந்த சிரத்தையுடன் முயற்சி எடுத்தது புற்றுநோயை வென்ற ஒரு வேந்தர் ஆவார்.

முன்னுரை

"நம்மில் சிலர் எழுதுவது, உற்றார் உறவினர், குடும்ப உறுப்பினர்கள் மற்றும் நண்பர்களுடன் சடங்கு சம்பிரதாய நிகழ்வுகளில், விழாக் கொண்டாட்டங்களில் கலந்து மகிழும் வேளை என குறுகிய வட்டத்துள் படித்து மகிழ இருக்கலாம்.

இன்னும் சிலர் எழுத்துத் தொழில் செய்வது எல்லாராலும் போற்றப்படுவதற்கும், நண்பர்கள், விசிறிகள், அன்பர்கள் சூழ்ந்த கஃபே, சங்கங்கள் போன்ற இடங்களில் அவர்களின் ஆர்ப்பரிப்புடன் கூடிய பாராட்டுதலைப் பெறுவதற்காக இருக்கலாம்.

சிலரின் எழுத்து, விருது பெறுவதற்காகவும், அரசியல் சாளரங்களில் எதிர்கேள்வியற்ற வட்டங்களில் ஆதரவு பெறுவதற்காகவும் இருக்கலாம்.

இவற்றுடன், இறுதியாக, குறிப்பிட்டு எண்ணக்கூடிய மிகச்சிலரே படிப்பதற்கும், பொருள்விளக்கம் பெறவும், பல தலைமுறைகள் கடந்த பின்னும், யாரும் அறியா வாழ்வுப் பிரதேசங்களில்கூட உய்த்திருக்கும் அந்நிய மானுடர்கள் பாராட்டிப் போற்றவும் எழுதுவார்கள்.

நோய்களின் பேரரசியான புற்றுநோயில் இருந்து மீண்டு, நிலைத்து, அந்நோயை வென்ற சரித்திரம் உள்ளவர்கள்,

அனுபவித்த கொடுந்துயர், அனாமதேய அவலங்களில் இருந்து மீண்டு தப்பித்தல், இடர்மிகுந்த தொடர்நிலை பற்றி எழுத்தில் வடிப்பது என்பது மேற்கூறிய கடைசி வகையின் கீழ் அடங்கி, நீண்ட நெடுங்காலம் நிலைத்து நிற்கும் பிரகாசமான வாய்ப்பு பெற்ற எழுத்து வடிவம் என்றே நான் கருதுகிறேன்."

–தீபக் தர்ஷக்]

நெடுங்காலம் இருந்து வருத்தி உருக்குலைக்கும் புற்றுநோய் மற்றும் அதைப் போன்றே பல கொடிய நோய்களின் அழிவுத் தாக்கம் நோயாளியை மட்டும் அல்லாது அவரைச் சார்ந்த, சுற்றியுள்ள அனைவரையும் பேரழிவுக்கு ஆட்படுத்தும் தன்மை பரவலாக எங்கும் காணப்படுகிறது.

முன்னொரு காலத்தில் எங்கோ, எந்த நாட்டிலோ, கண்ணுக்குப் புலப்படாத அன்னியர் யாருக்கோ என்று மட்டும் இருந்த இக் கொடிய நோய்கள் இன்று இந்த நவீன உலகின் மனிதர்களை எல்லா திசைகளிலும், எல்லா நிலைகளிலும் இருந்து தாக்க நெருங்கி வருவதை யாராலும் மறுக்க இயலாது

"வருமுன் காப்போம்," "வந்த பின் ஜெயிப்போம்" என்ற தாரக மந்திரத்தை மனதில் கொண்டு நோயாளிகளையும் அவர்களை கவனித்து பராமரிக்கும் நபர்கள், அதிலும் குறிப்பாகப் பெண்கள் அவர்களின் அளப்பரிய சேவை, ஒப்பற்ற தியாகம், விலைமதிப்பில்லா நேசம் இவைகளை வெளிப்படுத்தும் உண்மைச் சம்பவங்கள், சமுதாய நிகழ்வுகள் என்று இந்த நூல் மனித குலத்திற்குத்

தேவையான இன்றியமையாத விபரங்களை இணைத்து வழங்குகிறது.

எனவே, நீண்ட காலம் நோயில் அவதியுறுவோர்களை வீட்டில் வைத்திருப்போரும் அது போன்றே பல நிச்சயமற்ற விஷயங்களை கையாள வேண்டி உள்ளவர்களும், இந்நூலில் பகிரப்பட்ட பரந்த அறிவும் ஞானமும் கொண்ட பல்வேறு துறை நிபுணர்களின் கருத்துக் கோவையை படித்துப் பயன் பெறலாம்

மருத்துவர்கள், சிகிச்சை பெறும் நோயாளிகள், அவர்களை கவனித்து பராமரிப்போர் மற்றும் பலர் மருத்துவமனையிலும் இல்லத்திலும் நோயாளிகளைக் காத்து ரட்சிக்கும் பொறுப்பு பற்றியும், நாள் பட்ட நோயில் வீழ்ந்தோரை கையாளும் முறை பற்றியும் தங்களின் சொந்த அனுபவங்கள், மேலான கருத்துக்களை உரைநடை, கவிதை மற்றும் கதை சொல்லும் பாணியிலும் வெளிபடுத்தியதன் தொகுப்பாக இன் நூல் திகழ்கிறது.

நோயில் அவதியுறுவோரின் நலனுக்காக துணையிருந்து அயராது அன்பு பாராட்டி அவர்களின் சிரமங்களை குறைக்க அற்பணிப்பு உணர்வுடன் அவர்களை காக்கும் அனைத்து பெண்களுக்கும் ஆன ஒரு பாராட்டுகளை தொகுப்பாக இன் நூலை வெளியிடுவதில் மிகுந்த சிரத்தையுடன் முயற்சி எடுத்தது புற்றுநோயை வென்ற ஒரு வேந்தர் ஆவார்.

பதிப்பாசிரியர் பற்றி

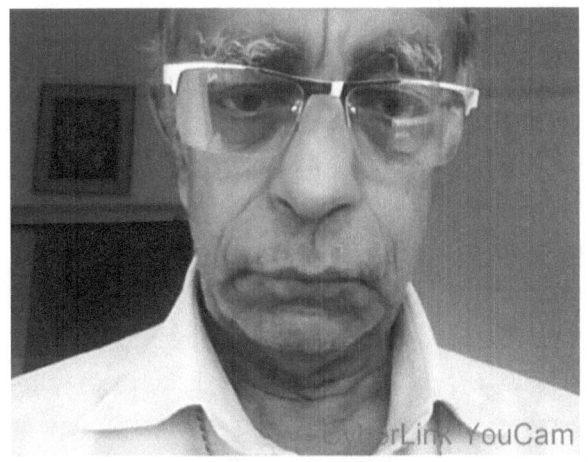

1944-ம் ஆண்டு மும்பையில் பிறந்த **திரு. நீலகண்ட சிவா,** அவருடைய தகப்பனார் டெல்லியில் பாதுகாப்பு அமைச்சகத்தில் பணி புரிந்தபோது, தனது தொடக்கக்கல்வியை அங்கே ஆரம்பித்தார். பின்னர் பள்ளி இறுதியாண்டுகளை மும்பை பள்ளியில் முடித்தார். இயற்பியலும், கணிதமும் இணைந்த பட்டப்படிப்பு பெற்றபின், ஐஐடி (IIT) எனும் மாபெரும் கல்விச்சாலைக்குள் முதுகலை மேற்படிப்புக்காக நுழைந்தார். அதன்பின் பாபா அணு ஆராய்ச்சி நிலையத்தின் (Bhabha Atomic Research Centre) நியூக்கிளியர் இயற்பியல் துறையில்

(Nuclear Physics Division) பணியாற்றத் தொடங்கினார். ஆங்கில மொழியில் அவருக்கிருந்த மேம்பட்ட புலமை காரணமாக அவரது முக்கிய ஆய்வான நியூட்ரான் சிதறல் (Neutron Scattering) உடன் கூடிய அணுசக்தியின் கூடுதல் பயன்பாடுகளை முன் வைத்து பொதுமக்கள் விழிப்புணர்வு மற்றும் தொலை தொடர்பு சம்பந்தமான நிகழ்வுகள் நடத்துவதை மிகுந்த விருப்பத்துடன் மேற்கொண்டார். நியூ க்ளியர் (New Clear) இயற்பியலுக்கு ஆதரவு நல்கி, அவரது தொழிலை நியூக்ளியர் இயற்பியலாளர் (Nuclear Physicist) என்று அறியப்பட விரும்பிய திரு. நீலகண்ட சிவா, மனம் தளரா நம்பிக்கையுடன் புற்றுநோயை வெற்றி கண்டவராய்த் திகழ்வதுடன், அவரது சிறுநீர்ப்பை புற்றுநோய்க்கான (bladder cancer) காரணமாக அவரது கடந்த கால வாழ்வில் அவரின் புகைப் பிடிக்கும் பழக்கமே என்பதை எவ்வித ஒளிவு மறைவுமின்றி தொடர்புபடுத்துகிறார். அவரும், அவரது மனைவியும் புற்றுநோய் எனும் கொடிய அரக்கனிடம். இருந்து மீண்டு மறுவாழ்வு பெற்றவர்களுக்கு சரியான முறையில் விழிப்புணர்வு தரும் உயர்ந்த சேவைக்கு பேச்சாலும், எழுத்தாலும் தங்களை முழுமையாக அர்பணித்துக் கொண்டதன் விளைவாக, அவர்களின் வரவுக் கணக்கில் தற்போது சுமார் இரண்டு டஜனுக்கும் மேலான புத்தகங்கள் வெளியிடப்பட்டுள்ளன. அவரின் தெளிவான மற்றும் ஆழ்ந்த எழுத்துத் திறம் வாசிப்பாளர்களை காரண காரியத்துடன் சிந்திக்க வைக்கும் வல்லமை கொண்டதாக உள்ளது. அவரின் எழுத்து நடையும் பாராட்டுதலுக்கு உரியது.

மொழிபெயர்ப்பாளர் பக்கம்

(முனைவர் ஆர். தாரணி)

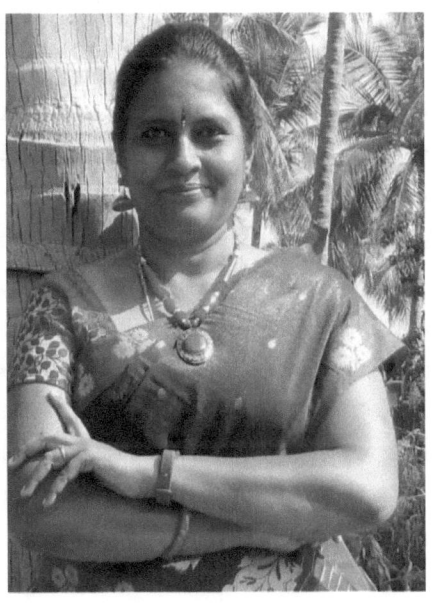

"யாமறிந்த மொழிகளிலே தமிழ்மொழிபோல்
இனிதாவது எங்கும் காணோம்;
பிறநாட்டு நல்லறிஞர் சாத்திரங்கள் தமிழ்மொழியிற்
பெயர்த்தல் வேண்டும்;"

–மகாகவி பாரதியார்

பாரதியாரின் கூற்றுப்படி நல்லறிஞர் சாத்திரங்கள் தமிழுக்கு வரவேண்டும் என்ற ஆர்வம் கொண்டதால் தொடங்கிய மொழிபெயர்ப்பு முயற்சிகள், இன்று ஒரு முழு புத்தகத்தை தமிழுக்கு கொண்டு செல்ல வேண்டிய பொறுப்பை எனக்கு ஒப்படைத்தது எனது முற்பிறவியின் நற்பயனே. ஆங்கில இலக்கியம் பல ஆண்டுகள் பயின்றதால் தமிழைத் தள்ளி வைக்கவேண்டிய எனது நிலை அரசுகல்லூரியில் ஆங்கிலத்துறைப் பேராசிரியராக பணி நியமனம் பெற்றவுடன் மாறியது. கடிதப்போக்குவரத்துகள் அனைத்தும் தமிழிலேயே எழுத வேண்டிய கட்டாயம் ஏற்பட்டவுடன், முதலில் கொஞ்சம் திணறி, பின்னர் தூர விலகி இருந்த என் தாய்த்தமிழை வேண்டிஅழைத்து எனது வழிகாட்டியாய் வாஞ்சையுடன் ஏற்றுக் கொண்டேன். சிறு சிறு கவிதைகள் ஆங்கில இலக்கியத்திலிருந்து தமிழுக்கு, சில சமயம் தமிழில் இருந்து ஆங்கிலத்திற்கு என்று பொழுதுபோக்காய் மொழிபெயர்த்துக் கொண்டிருந்த நான், எனது முகநூல் நண்பரான திரு, நீலகண்ட சிவா அவர்களால் ஒரு தீவிர மொழிபெயர்ப்பாளர் ஆகும் நிலை ஏற்பட்டுள்ளது. அதன் முக்கிய காரணம் பாரதியார் விரும்பியது போல, நல்ல விஷயங்கள் தமிழ் மக்களுக்கு சென்று சேரவேண்டும் என்ற அவாதான். மேலும், இந்த புத்தகத்தின் அளப்பரிய மேன்மை உலக மக்கள் அனைவருக்கும் சென்று சேர விரும்பி ஆங்கிலத்தில் வெளியிட்டாலும், நம் சொந்தங்களான தமிழர்கள் அறியமுடிய இயலாவிட்டால் முழுப்பயன்தான் கிடைக்குமா? தாகூர் என்னும் வங்காளக் கவிஞர், டால்ஸ்டாய், செகோவ் எனும் ரஷ்ய எழுத்தாளர்கள், அரிஸ்டாட்டில், பிளாட்டோ போன்ற கிரேக்கத்தத்துவஞானிகள், ஹோரஸ், லான்ஜைநஸ்

போன்ற ரோமானிய விமர்சகர்கள் இவர்கள் யாவரையும் மொழிபெயர்ப்பின்றி இந்த உலகம் அறிந்திருக்க முடியுமா?

இந்த புத்தகத்தைப்பொறுத்தவரை இது உண்மையில் நோயில் இருப்போருக்கும், அவர்களுடன் துணை நிற்போருக்கும் மட்டும் அல்லாது மனிதர்கள் யாவரும் அறிய வேண்டிய ஒரு வேதம் என்றுரைக்கலாம். தனிப் பெருங்கருணையுடன் நோயை தள்ளி நின்று ரசிக்கும் திரு. நீலகண்டசிவா மற்றும் அவரது துணைவியார் திருமதி. ராஜலக்ஷ்மி சிவா இருவரும் போற்றப்படவேண்டியவர்கள். அவர்களின் வெற்றியை மற்றவர்களுக்கு அர்ப்பணித்து கொண்டாடும் அவர்களின் தன்னலமில்லாத சேவையைக் கண்டே இந்த மொழிபெயர்ப்பை நான் கையில் எடுத்தேன். ராமர் பாலத்தில் சிறு அணிற்பிள்ளையின் பங்களிப்பு. இதில் நான் சந்தித்த சவால் என்பது மருத்துவச் சொல்லியலை மொழிபெயர்ப்பதில் உள்ள சிரமங்கள். முதலில் நான் புரிந்து கொண்டு பின்னர் அதற்கான தகுந்த வார்த்தைகள் அல்லது சொற்றொடர் மருத்துவ அகராதியில் கண்டுபிடித்து, பின் அதுவும் கொஞ்சம் புரியாமல் தோன்றவும், தமிழ்ப்படுத்திய வார்த்தைகளின் அருகிலேயே ஆங்கில வார்த்தைகளையும் அடைப்புக்குறிக்குள் கொடுத்துள்ளேன். சில இடங்களில் அதே வார்த்தைகள்தான் அதிகம் பயன்பாட்டில் உள்ளது என்பதால் அதனை அப்படியே ஒலிபெயர்ப்பு மட்டும் செய்திருக்கிறேன்.

மானுடம் நோயை வென்று வாழவேண்டும் என்பதே இந்த புத்தகத்தின் தலையாய நோக்கம் என்பதாலும், இந்த புத்தகம் வெளிவருவதற்காக உழைக்கும் அனைவருமே பிறர் நலம் வாழ வேண்டுபவர்கள் என்பதாலும், அந்த

நேர்மறை எண்ணங்கள் தமிழ் மக்களுக்கு சென்றடைந்து நோயற்ற வாழ்வு பெற்று, தான் பெற்ற நன்மைகளை அனைவருக்கும் அளித்து நல்லதொரு உலகம் செய்ய மனமார்ந்த வாழ்த்துக்கள்.

சிறப்புக் கட்டுரை

பெண்ணே பிரதானம் இல்லத்திலும், மருத்துவமனையிலும்

—Ms. C.A. சரோஜா

"மண்ணில் தெரியுது வானம்,
அதுநம் வசப்பட லாகாதோ?"

—மகாகவி பாரதியார்

C.A. சரோஜா என்று அழைக்கப்படும் Ms. சின்னையா அம்பலம் சரோஜா அவர்கள் புதுகை அருகே உள்ள வல்லத்திராகோட்டை கிராமத்தில் 16.09.1939 அன்று பிறந்து,. அரிமளம் உயர்நிலைப்பள்ளியில் SSLC படிப்பு முடித்து, 1959-ம் ஆண்டு முதல் 1961-ம் ஆண்டு வரை ஸ்டான்லி மருத்துவமனை, சென்னையில் செவிலியர் பயிற்சி பெற்றார். பின்னர் 1961-ம் ஆண்டு முதல் 1968-ம் ஆண்டு வரை தலைமையக மருத்துவமனை, திருச்சியிலும், 1968-ம் ஆண்டு முதல் 1983-ம் ஆண்டு வரை குழந்தைகள் சிறப்பு செவிலியராக குழந்தைகள்

மருத்துவமனை, எழும்பூர், சென்னையிலும், 1983-ம் ஆண்டு முதல் 1995-ம் ஆண்டு வரை என்டிரோஸ்டோமல் தெரபிஸ்ட் (Enterostomal therapist) என்ற பிரிவுக்கான சிறப்புப் பயிற்சி டாடா நினைவு மருத்துவமனை, மும்பையில் பெற்று, 1995-ம் ஆண்டு முதல் 1997-ம் ஆண்டு வரை செவிலியர் கண்காணிப்பாளராக, ஸ்டான்லி மருத்துவமனை, சென்னையில் பணி புரிந்து 1997-ம் ஆண்டு செப்டம்பர் மாதம் ஓய்வு பெற்றவர். இதனிடையே சிதம்பரத்தில் உள்ள அண்ணாமலை பல்கலைக்கழகத்தில் M.A. Sociology பட்டமும் பெற்றிருக்கிறார்.

திருவனந்தபுரம் அவிட்டம் திருநாள் மருத்துவமனையில் மூன்று மாத பயிற்சி 1966-ம் ஆண்டு பெற்று சிறப்பு குழந்தைகள் பராமரிப்பு செவிலியர் என்ற விருது பெற்றவர். மேலும் "சிறந்த செவிலியர் விருது" மற்றும் "ஹீராலால் நரங் விருது" போன்ற பல உயரிய விருதுகளையும் பெற்றிருக்கிறார். ISHA-வில் விஞ்ஞானம் மற்றும் மருத்துவ சுகாதார நிர்வாகம் மேற்பார்வை அனுபவம் கொண்ட இவர் இதுவரை சமர்ப்பித்த ஆய்வுக்கட்டுரைகள் - ஆஷ்டமியைப் (Ostomy) பற்றியது சுமார் 20 முதல் 50 வரை. மேலும், செவிலியர் சேவை, குழந்தைகள் நலன், ஆஷ்டமி (Ostomy) பராமரித்தல் போன்ற தலைப்புகளில் பல்வேறு விரிவுரை வகுப்புகள் பல இடங்களில் வழங்கி உள்ளார். இலங்கை மற்றும் நேபாளத்தில் ஆஷ்டமியைப் பற்றிய விரிவுரைகள், செய்முறை விளக்கம் கொடுத்த பெருமையும் இவருக்கு உண்டு.

கிருமிகளாலோ சுற்றுச்சூழல் சுகாதாரக் கேடுகளாலோ வருவது மட்டும் நோய் அன்று. மனநிலை சீராக இல்லை (Mental Depression) என்றாலும் அது நோயின் அறிகுறிதான். பெண்கள் நாட்டின் கண்கள். ஆவதும் பெண்ணாலே, அழிவதும் பெண்ணாலே என்ற பழமொழிக்கேற்ப குடும்பத்தை செம்மையாக வழி நடத்துவதிலும் பெண்கள் இன்றியமையாத பங்கு வகிக்கிறார்கள். ஒரு குடும்பம், சமுதாயம் அல்லது நாடு சந்தோசமாக வாழ்வதற்கும் அல்லது சங்கட நிலை உருவாகவும் காரணம் பெண்களே. மகளிர் தினம் கொண்டாடப் படுவதற்கும் காரணம் பெண்களின் பெருமையாலும் நற்செயலினாலும் என்பதை உலகம் ஒப்புக்கொண்ட விஷயம்தான்.

நலம் காப்பதில், நோயாளிகள் பராமரிப்பதில் பெண்களின் பங்கு என்ன என்று சிறிது கூர்நோக்குவோம். குழந்தையை பத்து மாதம் கருப்பையில் சுமந்து பிறப்பிப்பது பெண்தான். பிறந்தபின் அதனைச் சீராட்டி, தாலாட்டி, பாராட்டி சோறூற்றி வளர்க்கும் முழுப் பொறுப்பையும் பெண்தான் அதிக அளவில் எடுத்துக் கொள்கிறாள். வருமுன் காப்போம் என்ற வழக்குக்கு இணங்க குழந்தைக்கு நோய் வாராமல், ஜலதோஷம் பிடிக்காமல், வாந்தி எடுத்து கஷ்டப்படாமல், பேதி ஏற்பட்டுவிடாத வண்ணம் என எல்லாவற்றையும் மனதில் கொண்டு நல்ல சுத்தமான, போஷாக்கு நிறைந்த சரிவிகித உணவினைத் தயாரித்து சூழ்நிலைக்கேற்ப அன்புடனும் ஆதரவுடனும் கொடுத்து பாதுகாப்பதில் பெண்களே அதிக சிரமம் மேற்கொண்டு செயல்படுகிறார்கள்.

குழந்தைகளைக்காப்பது போலவே குடும்பத்தில் உள்ள மற்ற உறுப்பினர்களையும் அதே அளவு அக்கறையுடன் பராமரித்துக் காக்கிறார்கள்.

மேலும், குழந்தைகளின் அறிவுத் திறம் மேம்பட அவர்களுக்கு கதை சொல்வது, விளையாட்டில் ஈடுபட வைத்து புத்துணர்வு ஏற்படுத்துவது குடும்பத்தில் உள்ள தாய், பாட்டி, அத்தை போன்ற அனைத்து வயதுப் பெண்மணிகளுமேதான். வந்தபின் காப்போம் என்ற நிலையிலும் கூட, குழந்தைகளோ, பெரியவர்களோ நோய்வாய்ப்பட்டால் அவர்களுக்கான உணவு மாற்றத்தை கடைபிடித்து, அவர்களுக்குத் தேவையான கஞ்சி, ரொட்டித் துண்டு பழச்சாறு போன்றவற்றைத் தயாரித்து வேளாவேளைக்கு கொடுத்து அவர்களின் நலம் காத்துக் கண்காணிக்கிறாள். தகுந்த மருத்துவரிடம் அழைத்துச் சென்று மருத்துவரின் சரியான மருத்துவ ஆலோசனைப்படி வியாதியைக் கண்டு பிடிக்கக் கூடிய பரிசோதனைகள், குறிப்பிட்ட சமயத்திற்கான மருந்து மாத்திரைகள் கொடுத்து நோயின் தாக்கத்தைக் குறைக்க தன்னால் ஆனது செய்கிறாள். பிறந்த சிறு குழந்தைகளுக்கான தடுப்பூசிகளையும் முறையான கால அவகாசங்களில் போட்டுக் கொள்வதற்கு உற்ற துணையாகிறாள். இது மட்டும் அல்லது, குழந்தை அல்லது பெரியவர்களுக்கு காய்ச்சல் (Fever) ஏற்பட்டால், அது மேலும் அதிகரித்து நிலைமையை மோசமாக்காதவாறு, காய்ச்சல் வந்தர்வர்களின் உடலை ஈரமான துணி கொண்டு துடைத்து காய்ச்சலைக் குறைத்து, வலிப்பு (fits) எனும் அடுத்த பிரச்சினை வராமல் காத்துப் பராமரித்துக் கொள்கிறாள்.

அடிப்படைச் சுகாதாரத்தைப் பேணுதல்

நோய்வாய்ப்பட்டிருக்கும் சமயம் உடல்சுத்தம், வாய் சுத்தம் எல்லாம் நோயாளிகளுக்குச் செய்து அவர்கள் புத்துணர்வோடு இருக்கும்வண்ணம் செய்வது பெண்களே. மலச்சிக்கல், வாந்திபேதி என ஒவ்வொரு காலநிலை மாற்றத்திலும் ஏற்படும் பொதுவான வியாதிகளுக்கு மருத்துவரிடம் உடனே செல்லாமல், தன் அஞ்சரைப் பெட்டி (இஞ்சி, மிளகு, சீரகம், சுக்கு, வெல்லம்) மருத்துவத்தை மேற்கொண்டு அக்கறையுடன் பாதுகாப்பதும் குடும்பத்தில் உள்ள பெண்களே. அத்துடன் நோய்வாய்ப்பட்டிருக்கும் நபரின் ஆடைகளை அவ்வப்போது மாற்றி, கிருமி நாசினி திரவத்தில் ஊற வைத்து சுத்தம் செய்து சூரிய வெளிச்சத்தில் உலர வைத்து சுத்தமான பருத்தி உடைகளை நோயாளிக்கு அணிவித்து அவர்களை முகமலர்ச்சியுடனும், நல்ல தெம்புடனும் வைத்துக் கொள்வதில் மகளிர்க்கு நிகர் வேறு யாரும் இருக்க முடியாது.

இவை அனைத்துக்கும் சிகரமாய், முதியோரைப் பராமரிப்பது என்ற கலையை பெண்கள் எடுத்துக் கொள்வது என்பது மிகச் சிறந்த வரப்பிரசாதமாகும். பழங்காலங்களில் கூட்டுக குடும்ப முறை இருந்ததால் முதியோரைப் பராமரிப்பது என்பது பாரமாக, சிரமமாக அல்லாமல், அனைவரும் பகிர்ந்து இன்முகத்துடன் செய்த செயலாக இருந்தது. ஆனால், இன்றைய அவசர காலகட்டத்தில், சூழ்நிலை, பொருளாதாரத் தேவைகளினால் பிரிந்துபோன தனிக்குடும்பங்களில் முதியவர்களை கவனிக்க கடும் சிரமம் ஏற்படுகிறது. நோயாளிகளைப் பராமரிப்பது, முதியோர், குழந்தைகளை

பேணிக் காப்பது என்பது உண்மையில் தெய்வத்திற்குச் செய்யும் சேவை ஆகும் (Service to the sick is service to the God Himself). இன்று இளமையின் துடிப்பில் இருக்கும் யாவரும் நாளை முதியவர்கள் ஆகவேண்டிய கட்டாயத்தில்தான் உள்ளோம் என்பதை அனைவரும் தங்கள் கருத்தில் நிலை நிறுத்தி சேவை செய்வது மனித நேயத்தின் மகத்தான வெளிப்பாடாகும்.

முதியோரின் பிரச்சினைகளான காது கேளாமை, கண்பார்வை மங்குதல், ருசி உணர்வு குறைதல் போன்ற இயற்கையான வயோதிக குறைபாடுகளை உணர்ந்து அவர்களுக்கு என கொஞ்ச நேரம் ஒதுக்கி, அவர்களுடன் உரையாடி, அவர்களுடன் பேசும்பொழுது இனிமையாகவும், அன்புடனும் சில சமயங்களில் உரத்த குரலிலும் திரும்ப திரும்பச் சொல்லி அவர்களுக்கு புரிய வைப்பது என அனைத்தும் பெண்கள் செய்யும் அளவு ஆண்கள் செய்வார்களா என்பது கொஞ்சம் சந்தேகமே. கண் பார்வை மங்கியுள்ள முதியோர்களை நல்ல வெளிச்சம் இருக்கும் இடத்தில் இருக்க வைப்பது, இயற்கை உபாதைகளை அவர்கள் கழிக்க ஏதுவாக படுக்கைக்கு அருகே கழிப்பறை உள்ள அறையில் அவர்களைத் தங்க வைத்தல், படுக்கையில் இருந்து எழுந்து நின்று உடனே நடக்க முடியாத அவர்களுக்கு துணையாக ஒரு ஊன்று கோல் (அல்லது வாக்கர்) அவர்கள் கைக்கெட்டும் தூரத்தில் வைத்து என்று பார்த்துப் பார்த்து செய்வதும் பெண்களே. தற்போதைய காலகட்டத்தில் வீட்டில் உள்ள பெண்களும் வேலைக்கு செல்ல வேண்டிய நிர்ப்பந்தம் இருந்தால், முதியோருக்குத் தேவையானவற்றை (சாப்பாடு, தண்ணீர், அருந்த பானங்கள் போன்றவை) அவர்கள் அருகே உள்ள மேஜை மீது வைத்து அவர்களிடம் வேலைக்குச் செல்லும்

அவசரத்திலும் விவரமாக விளக்கம் கூறி அவர்களை கவனித்து விட்டே செல்லும் பொறுப்பும் பெண்ணைத்தான் சேர்கிறது.

முதுமை காரணத்தால் பற்கள் வலுவிழந்து, செயற்கைப் பல் பொருத்திய முதியோருக்காக, அவர்கள் சிரமப்படாமல் மென்று சாப்பிட ஏதுவாக உணவுப் பொருட்களை நன்கு வேக வைத்து பதமாக இருக்கும்படி சிறப்பு சமையல் செய்து கொடுப்பதும் மகளிரே. ஏற்கனவே குறிப்பிட்டது போல், அவர்கள் நோய்வாய்ப்பட்டு சிரமப்படும்போதும், குழந்தையைக் கவனிப்பது போல், அவர்களையும் பராமரித்தலை தலையாய கடமையாய் ஏற்றுக் செய்பவர்கள் பெண்ணினமே.

இன்றைய நவீன யுக நங்கையர்க்கு சில முத்தான உரைகள்

அன்றைய காலம் போல் அல்லாது இன்று காலம் மாறிவிட்டது. பெண்களின் அணுகுமுறையிலும் மாற்றங்கள் பல வெளிப்படையாக தென்படுகின்றன. காலம் எதுவாகினும், இன்றைய இளம் பெண்கள் சில விஷயங்களை நன்கு கருத்தில் கொள்ள வேண்டும். நோயாளியைப் பராமரிப்பதைக் காட்டிலும் அதிக சிரத்தையும், பொறுமையும் முதியோரைப் பாதுகாக்க தேவை இருக்கிறது. முதியோரை கவனிப்பது ஒரு நோயாளியை கவனிப்பதற்குச் சமம். இன்றைய காலகட்டங்களில், தனிமை என்ற கொடிய நோய் முதியோரை அதிகம் பீடிக்கிறது. நான் முன்பே குறிப்பிட்டதைப் போல் அலுவலகம் செல்ல வேண்டிய கட்டாயத்தில் உள்ள மகன், மருமகள் அதிக நேரம் தன் வீட்டில் உள்ள பெரியோர்களுடன் கழிக்க இயலாத நிலை

இருப்பினும், அலுவலகம் முடிந்து வீடு திரும்பியதும், அவர்களிடம் சென்று பொதுவான சில கேள்விகள் "இன்று என்ன செய்தீர்கள்? நன்கு சாப்பிடீர்களா? நன்றாக உறங்கினீர்களா?" என்று கேட்டாலே அவர்கள் ஆனந்தக்கடலில் நீந்துவார்கள். அது போலவே பேரக்குழந்தைகளையும் தங்கள் தாத்தா, பாட்டியிடம் அன்புடன் பேசிப்பழக உதவினால், முதியோர்கள் தனிமை என்பதை உணரவே மாட்டார்கள். இன்றைய மருமகள் நாளைய மாமியார் என்ற உண்மையை மனதில் என்றும் கொண்டுணர்ந்து, தன் தாய் தந்தைக்கு கொடுக்கும் கவனிப்பு மற்றும் மரியாதையை தன் மாமனார் மாமியாருக்கும் இன்றைய பெண்கள் கொடுத்து அவர்களை சந்தோஷத்தில் ஆழ்த்தவேண்டும் என்பதை நான் இங்கே ஒரு கோரிக்கையாய் நங்கையர் முன்வைக்கிறேன்.

புண்ணியம் தேடி காசிக்கும் ராமேஸ்வரத்துக்கும் இன்னும் பிற கோவிலுக்கும் செல்லுதலை விட இந்த ஜென்மத்தில் முதியோருக்கு, நோயாளிகளுக்குச் செய்யும் சேவை "தர்மம் தலை காக்கும்" என்ற வழக்குக்கு ஏற்ப இன்னும் வரும் பல தலைமுறைக்கும் ஆன புண்ணியம் தேடித் தரும் என்பதில் துளியும் ஐயம் இல்லை. இளம் சிறார்கள் ஆயினும், முதியோர் ஆயினும் அவர்களை நோய் தாக்காமல் பாதுகாக்கத் தேவையான நல்ல உணவு, உறக்கம், அன்றாட உணவில் காய்கறிகள், பழங்கள் சேர்த்தும் பழக்கம், சூர்ய ஒளி பெறுதல் போன்ற முறையான பழக்கத்தை ஏற்படுத்திக்கொடுத்து நோய் அண்டாமல் பார்த்துக் கொள்ள வேண்டியது இன்றைய பெண்ணின் கடமை. இவ்வாறாக குடும்பம் முழுதும் காக்க ஒரு பாதுகாப்புக் கவசமாக செயல்படுவது பெண்கள் செயலே.

இவை அனைத்தையும் விட, அன்பு, அக்கறை, அரவணைப்பு, பாசம், நேசம், தியாகம், பலன் எதிர்பாராமல் உழைத்தல் என பல்வேறு நல்பண்புகள் ஒருங்கே அமைந்திருப்பது பெண்ணிடம்தான். பெண் எனும் அச்சாணியால்தான் உலகம் எனும் உருண்டை சுழன்று நகர்கிறது. எனவேதான், கல் தோன்றி மண் தோன்றா காலத்தில் இருந்தே பெண்ணின் மேன்மை முன்னிலைப் படுத்தப்படுகிறது. எல்லாவற்றிற்கும் மூல காரணம் பெண்ணே என்று கூறி என் எழுத்தை நிறைவு செய்கிறேன் இங்கு. இதை படிக்கும் ஒவ்வொரு பெண்ணும் தன்னிடம் உள்ள மேன்மையை உணர்ந்து, மனசாட்சியுடன் தங்கள் குடும்ப உறுப்பினர்களிடமும், நோயாளிகள், முதியவர்களிடமும் அன்பும், பண்பும் காட்டி அவர்களை மகிழ்வித்து தானும் மகிழ்ந்தால் அதுவே என் எழுத்துக்கு கிடைத்த அங்கீகாரம் என நான் கருதுவேன்.

(ஒரு மகப்பேறு மருத்துவரின் நினைவுத் துளிகள்)

பெண்மை இன்றி அமையாது உடல்நலம்

–Dr. திருமதி பவானி சந்திரசேகரன் MBBS DGO

"நல்லதோர் வீணை செய்தே -
அதை நலங்கெடப் புழுதியில் எறிவதுண்டோ?
சொல்லடி சிவசக்தி -
எனைச் சுடர்மிகும் அறிவுடன் படைத்துவிட்டாய்."

–மகாகவி பாரதியார்

Dr. திருமதி பவானி சந்திரசேகரன் MBBS DGO அவர்கள் ஒரு ஓய்வுபெற்ற மகப்பேறு மருத்துவர். அவர் பிறந்தது, கல்வி பெற்றது, வைத்தியத் தொழில் மேற்கொண்டது மற்றும் தற்போது தொழிலில் இருந்து ஒய்வு பெற்ற பின் அமைதியுடன் வாழ்வது எல்லாமே கேரள மாநிலத்தில்தான். மருத்துவத் தொழிலை தற்சமயம் தீவிரமாக மேற்கொள்ளவில்லை எனினும் தற்போதுள்ள இளநிலை மருத்துவர்களுக்கு தகுந்த அறிவுரை வழங்குவது, விழிப்புணர்வு வகுப்புகள் நடத்துவது மற்றும்

சமுதாயம், மதம் சார்ந்த நல்லிணக்கச் செயல்பாடுகளில் பங்கெடுப்பது என தன் செயல்திறனை இன்றளவும் வெளிப்படுத்திக் கொண்டு சுறுசுறுப்பாக இருப்பவர். அவர் மருத்துவராக இருந்த முன் காலங்களில், அவரிடம் சிகிச்சை பெற்றவர்கள் இன்னமும் அவருடைய தொலைபேசி அல்லது இணையதள ஊடகங்களின் வழியாக தொடர்பு கொண்டு தங்களின் சந்தேகங்களுக்கு விளக்கம் கேட்டு தெளிவு பெறும் செயலுக்கு இவர் என்றும் உறுதுணையாக இருந்து வருகிறார். பொதுமக்களுக்கான விழிப்புணர்வு எண்ணங்கள் ஊட்டி சிந்திக்க வைக்கும் அவரது தீர்க்கமான சிந்தனை கொண்ட பல பதிவுகள் அவ்வப்போது சமூக ஊடகங்கள் வழியாக பலபேரைச் சென்றடைவது அவரது உயரிய பெருமைகளுள் ஒன்று.

ஆரோக்கியமே நிறைவான செல்வம். ஒரு மனிதர் செல்வவளமும், சீர்சிறப்பும் நிறைவாய் அமையப் பெற்றிருப்பது அவரது ஆரோக்கியம் சரிவர உள்ள போழ்தில்தான். வேலை ஏதுமின்றி வெட்டியாய் அமர்ந்து உண்டு கொண்டிருக்கும் மனிதரால் அவரின் ஆன்றோர்கள் சேர்த்து வைத்த செல்வம் கரைந்து காணமால் போய்விடும். வேலையற்று சும்மா இருப்பது மற்றும் தேவைக்கதிகமாக உண்பது என்ற இரண்டும் ஒருவரை ஆரோக்கியமற்றவராகச் செய்துவிடும். அதனுடன், இந்த விஷயங்கள் அதிக செலவீனத்திற்கு ஆட்படுத்தி ஒருவரின் பொருளாதார நிலைமையையும் சீர் குலைத்து விடும். ஆரோக்கியம் என்பது நோய்கள் எதுவுமே இல்லாத நிலை மட்டுமே அல்ல. அதற்கும்

மேலாக, உடல், மனம் மற்றும் அறிவு எல்லாவற்றிலும் ஒரு சமச்சீரான தகுநிலை பெற்று வாழ்வதே ஆகும்.

ஆரோக்கியமான சுறுசுறுப்பான வாழ்க்கை முறை, நல்ல உணவுப் பழக்கவழக்கங்கள், தொடர் உடல்நலப் பரிசோதனைகள் இவற்றுடன் மனம், சொல், செயல்களில் நன்னெறியோடு ஒருவர் வாழ்ந்து வர முயற்சிப்பாரேயானால், 90 விழுக்காடு நோய்களில் இருந்து அவர் தப்பிக்க வாய்ப்புள்ளது. நல்ல வாழ்க்கை முறையால், பிறப்பிலேயே கூட வரும் நோய்களும், பரம்பரைக்காரணிகள் மூலம் வரும் வியாதிகள் கூட தவிர்க்கப்படலாம். ஒருவர் தற்போதுள்ள நவீன மருத்துவ வசதிகளை சரிவரப் பயன்படுத்தினால், வளரும் குழந்தைகள் கூட நன்மை தரும் வாழ்க்கை மற்றும் உணவுப் பழக்கங்களை அறிந்து கொண்டு, நெறி பிறழாத முறையான நடத்தையையும் மேற்கொண்டு, அவர்கள் இந்த நாட்டின் சிறந்த நோயற்ற குடிமகனாக வளர முடியும். பெற்றோர்கள் இதற்க்கென மெனக்கெட்டு தனியாக அவர்களுக்கு சொல்லித்தரத்தேவை இல்லை. பதிலாக, பெற்றோர்களே தங்கள் வாழ்வில் சரியான ஆரோக்கிய முறையை பின்பற்றி நல்ல வாழ்க்கை வாழ்ந்து காட்டினால், அவர்களின் வருங்கால சந்ததிகளுக்கு முன்னுதாரணமாக அவர்கள் திகழ முடியும்.

வாழ்வின் ஏதாவது ஒரு காலகட்டத்தில், ஒருவர் உடல் நலம் குன்றி, நோயினாலோ, இயலாமையாலோ, விபத்தினாலோ அல்லது இன்ன பிற காரணங்களாலோ படுக்கையில் நீண்ட காலம் இருக்க வேண்டி இருந்தால், அதற்காக பெரும் கவலையில் வீழ வேண்டிய அவசியம்

தற்போது இல்லை. ஏனெனில், நல்லதொரு உடல்நலப் பராமரிப்பு முறை வசதியை மருத்துவமனையிலோ, வீட்டிலோ ஒருவர் பெற்றுக்கொள்ள முடியும் இன்றைய நவீன யுகத்தில்.

இப்பூவுலகம் முழுதும் சுற்றி நோக்குங்கால், நோயில் வீழ்ந்த நோயாளிகளை வீட்டிலோ, மருத்துவமனையிலோ, உடலளவிலும், மனதளவிலும் சரிவரப் பராமரிப்பதில் முதன்மையானத் திகழ்பவர்கள் பெண்மணிகளே என்ற விஷயம் தெள்ளெனப் புலப்படுகிறது. சுகாதார ஏற்பாடுகள் அடிப்படையில் என்றுமே பெண்டிரைச் சார்ந்த செயல். இன்றைய காலத்தில், ஆண்களும் அதிக அளவில் பராமரிப்பாளர் பங்கை எடுத்துச் செய்ய முன்வருகிறார்கள். ஆயினும், உண்மையைக் கூற வேண்டுமெனில், இந்த விஷயத்தில் மட்டும் ஆண்கள் ஏனோ கடுகளவு கூட அவர்களின் பெண் சகாக்களின் பங்களிப்புக்கு அருகில் நெருங்க முடியாமல்தான் இருக்கிறார்கள். ஆண் பராமரிப்பாளர் தங்களின் கடமையை சிறிதும் தவறாமல், அவர்களால் இயன்றவரை நிறைவேற்றினாலும், நோயாளிகளுடன், அது ஆண், பெண் என எந்த பாலினமாக இருந்த போதும், முழுமையான, உணர்வுரீதியான தொடர்பு வைத்துக் கொள்வதில் ஏதோ ஒரு குறை ஏற்படத்தான் செய்கிறது.

ஒரு பெண் மகப்பேறு மருத்துவராக என்னுடைய கடந்த 40 வருட காலத்திற்கும் மேலான அனுபவத்தில், 26 வருட கால தொடர்சேவை கேரளாவில் உள்ள ஒரு பல்சிறப்பு (Multi-specialty hospital) மருத்துவமனையில் மட்டுமே கழிந்தது. அந்த மருத்துவமனை முழுதையுமே பராமரித்து வந்தது பெண்கள் மட்டுமே - கத்தோலிக்க

கன்னியாஸ்திரீகள். பொது நிர்வாகம், கணக்கு வழக்குகள், மருந்தகம், ஆய்வுக்கூடம், இரத்தவங்கி, ஊடுகதிர் (X-Ray), ஸ்கேன், வெளிநோயாளிகள் மற்றும் உள்நோயாளிகளுக்கான பிரிவுகள், தீவிர சிகிச்சைப் பிரிவு (ICU), அறுவைச் சிகிச்சைக்கூடங்கள், அறுவை சிகிச்சைக்குப் பின் பராமரிக்கும் வார்டுகள் (Post-operative Units), பிரசவ அறைகள், பிறக்கும் குழந்தைகளை பராமரிக்கும் துறை (Neonatology), குழந்தைகளுக்கு பாலூட்டி பாதுகாத்தல் (Nursing), தொழில்நுட்பப் பிரிவுகள், செவிலியர்/மருந்தகப்படிப்புக்கான கல்லூரிகள், சுத்தம் செய்யும் துறை (House-keeping), கட்டிடங்கள் கட்டுதல் என இவை அனைத்தையும் மிகவும் துல்லியமாக பராமரித்து சமாளித்து வந்தது பெண்கள் மட்டுமே. மருத்துவர்களில் வேண்டுமானால் ஆண், பெண் என இருபாலினமும் கலந்து இருந்தார்கள். செவிலியர்கள் மற்றும் இதர பணிகளுக்கான வேலைகளுக்கு 90 விழுக்காடுவரை பெண்கள்தான் நிறைந்திருந்தார்கள்.

செவிலியர் தொழில் எப்போதும் பெண்கள் ஆதிக்கம் செலுத்தும் ஒரு துறை. அதிலும், கேரளா மாநிலத்துப் பெண் செவிலியர்களின் பங்களிப்பை கண்டிப்பாக இங்கே சுட்டிக் காட்டாமல் இருக்கமுடியாது. உலக அளவில் உடல்நலப் பராமரிப்புத் தொழிலில் அவர்களின் ஈடு இணையற்ற சிறந்த சேவைக்காகவே அவர்கள் அறியப்படுகிறார்கள். உடல்நலக் கோளாறு காரணமாக நீங்கள் எங்கு சென்றாலும், அங்கே கேரள செவிலியர் குழு ஒன்றைக் கண்டிப்பாகக் காணமுடியும்.

பெண் செவிலியர்கள் இயல்பிலேயே தங்களுக்கு அமைந்த உள்ளுணர்வு ஞானம் கொடுக்கும் சக்தி

கொண்டு நோயாளிகளின் உடல், மன, உணர்வு மற்றும் ஆன்மீக ரீதியான தேவைகளுக்கு ஏற்ப ஆறுதலும், நோயின் வலி அகற்றி நிவாரணமும் வழங்குகிறார்கள். இந்த "தேவதைகள்" தங்களின் வேலை நேரத்தையும் தாண்டி, எவ்வித கணக்கும் பார்க்காமல் நோயாளிகளைக் கவனிக்க அயராது உழைக்கிறார்கள். மீளாத்துயரத்தில் ஆழ்ந்திருக்கும் ரத்தமும் சதையும் ஆன மனிதர்களே இவர்களின் வேலைக்கான வஸ்துக்கள். அலுவலகத்தில் உள்ள கோப்புகள், கணினிகள் உடன் வேலை புரிவது மாதிரி அன்றி, வங்கியர்கள், காசாளர்கள் மற்றும் ஆயிரக்கணக்கான இதர தொழில் புரிவோர் போலும் அல்லாது, செவிலியர்கள் தங்களின் அன்பு கலந்த பராமரிப்பை, மனித நேயத்தை, அவர்களின் அன்றாட வேலை நேரத்தில் ஒவ்வொரு கணமும் வெளிப்படுத்தத் தேவை உள்ளது.

எல்லா சமயமும் எல்லா நோயாளிகளும் ஒன்று போலவே நடந்து கொள்ள மாட்டார்கள். வலியும், தாங்கமுடியாத வேதனையும் அதிகரித்துச் செல்லச்செல்ல, பல நோயாளிகள் தன்னிலை இழந்து ஆக்ரோஷமாகவும், சில சமயங்களில் கடும் கோபத்தைக் காட்டி முரட்டுத்தனமாக நடக்கவும் செய்வார்கள். அந்த சமயங்களில், இந்த தேவதைகள் மிகவும் பொறுமையுடன் அவற்றைச் சகித்துக் கொண்டு இருப்பதுடன், நோயாளிகளை சமாதானப் படுத்தவும் முயல்கிறார்கள். துரதிஷ்டவசமாக, பல பிரபல மருத்துவர்கள் தங்களின் சிகிச்சை முறையின் விளைவுகள் திருப்திகரமாக அமையாவிடில், சில கண நேரங்களில் தன்னிலை தடுமாறி குழப்பமடையும் சூழ்நிலையும் உண்டு. அப்போது அவர்களின் எதிர்வினைச்செயல் செவிலியர்களை

நோக்கிப் பாய்ந்தாலும், செவிலியர்கள் அமைதி காத்து நிற்பதுடன் திரும்ப ஒருபோதும் எதிர்ப்பதில்லை. சரியான மருந்துகள், சிக்கலான அறுவைச் சிகிச்சை இவை அனைத்தையும் தாண்டி நிறைவான செவிலியப் பராமரிப்பு ஒரு நோயாளியைக் குணப்படுத்த அடிப்படைத் தேவையாக உள்ளது.

பிரசவ அறையில் மகப்பேறுக்குக் காத்திருக்கும் ஒரு பெண்ணானவள் அவள் வாழ்வின் மிகப் பிரதானமான குழந்தை பேறு எனும் சாதனையை வென்று முடிக்க மிகவும் எதிர்பார்ப்புடன் நாடுவது ஒரு பெண் செவிலியர் தன் பக்கம் நிற்கவேண்டும் என்பதையே. என் மனதிற்கினிய கன்னியாஸ்திரி சகோதரிகள் மகப்பேறு அறையில் பிரசவங்களைக் கையாளுவதில் நிறைந்த அனுபவம் கொண்டவர்கள். ஆதலால், அவர்களின் துணையுடன் முதல் குழந்தை பெற்ற பெண்கள், அடுத்து வரும் பிரசவங்களுக்கும் இந்தச் சகோதரிகளையே நாடி வருவதில் எந்தவித ஆச்சர்யமும் இல்லை. அந்த கன்னியாஸ்திரி சகோதரிகளும், அவர்கள் உடன் வேலை செய்யும் செவிலியர்களும் வெகு சுலபமாக தங்களின் உணவு மற்றும் இடைவேளை பானங்கள், தின்பண்டங்களைத் தவிர்த்து விடுவது வழக்கம். காரணம், ஒன்று அவர்களுக்கு உணவு அருந்த வேளை இருக்காது. அல்லது குழந்தைப்பேற்றுக்காக காத்திருக்கும் பெண்ணின் சுகப் பிரசவத்துக்காக விரதம் மேற்கொண்டு பிரார்த்தனை செய்வதால் இருக்கும். அவர்கள் அந்தப் பெண் அருகில் அமர்ந்து, அவளின் கரங்களை மென்மையுடன் பற்றி, தேவைப்படும் மருத்துவ சேவைகளை முறையாகச் செய்து, பெருத்திருக்கும் வயிற்றையும், பின்முதுகையும் கரிசனத்துடன் தடவிக் கொடுத்து, ஆறுதல் வார்த்தைகள்

கூறி, அவளுக்காகப் பிரார்த்தனை செய்து, அவளையும் பிரார்த்தனை செய்யச் சொல்லி, அழுக்கடைந்த ஆடைகளை தேவை ஏற்படும்போது மாற்றி, மருத்துவர் ஆலோசனைப்படி உணவளித்து, அவளின் உயிர்த்துடிப்பு நிலையை திரையில் நன்கு கண்காணித்து, அவசியம் ஏற்படும்போது மகப்பேறு மருத்துவருக்கு சொல்லி அனுப்பி, சமயங்களில் அந்தப் பெண் கழிப்பறை செல்ல வேண்டுமாயின், அவள் நடமாட உதவி செய்து, அவளின் துணை வந்த உறவினர்கள் செய்வதறியாது நிற்கையில் அவர்கள் கலக்கம் நீக்கி என பல்வேறு சிறப்பு சேவைகள் புரிந்து, மிகவும் சிக்கலான குழந்தைப் பேறு நிகழ்வை அந்தப்பெண்ணின் வாழ்வில் அவள் என்றும் மறக்க இயலா ஒன்றாக மாற்றுவார்கள். இந்தவகையான சில நுணுக்கமான சேவைகளை ஒரு ஆண் செவிலியரால் நோயாளி திருப்திப்படும் வகையில் செய்ய இயலாது.

ஒரு மகப்பேறு மருத்துவரால் அதிக நேரம் பிரசவ அறையில் உள்ள நோயாளிகளுக்கு செலவிட முடியாது. குழந்தை பேற்றைக் கவனிக்க குறிப்பிட்ட அந்த மருத்துவர்தான் பொறுப்பு எனினும், முழுதாய் அங்கேயே தங்கி விடமுடியாது. சிறிது நேரத்திற்கு ஒரு முறை வருகை புரிந்து எல்லாம் சரியாக உள்ளதா என்று பார்த்துக்கொள்ள மட்டுமே முடியும். மகப்பேறு மருத்துவரின் வருகைக்காக மற்றவர்கள், புறநோயாளிகள் மற்றும் படுக்கையில் வேறு காரணங்களுக்காக அனுமதிக்கப்பட்ட உள்நோயாளிகள், அறுவைச் சிகிச்சையை அறையில் உள்ளவர்கள் என பலர் காத்திருப்பார்கள். எத்துணை வேலை இருப்பினும், மிக முக்கிய நிகழ்வான குழந்தைப்பேறு சமயத்தில் கூடஇருந்து கவனித்துப் பிரசவம் பார்ப்பவர் கண்டிப்பாக மகப்பேறு மருத்துவர்தான். என்னைப் பொறுத்த வரை

என்னால் முடிந்த மட்டும் சிறப்பு நோயாளிகளுடன் - சிறப்பு என்றால் பிரசவம் கடினம் ஆகக் கூடும் என்ற பிரச்சினைகள் உள்ள பெண்கள், தாயின் மற்றும் குழந்தையின் நிலையை தொடர்ந்து கண்காணிக்க வேண்டிய சிக்கல் நிலையில் உள்ள பெண்கள் என அவர்களுடன் அதிக நேரம் இருப்பேன். இரவுநேரப் பிரசவம் பார்க்கும் பணி, எனது இல்லத்தில் எனது குடும்பத்துடன் நான் செலவழிக்க வேண்டிய, எனக்கே எனக்கான நேரம் இல்லாமல் போய்விடும் என்பதையும் தாண்டி, எனக்கு விருப்பமான ஒன்று. காரணம் இரவு வேளையில் எந்த இடையூறும் இல்லாது அந்த நோயாளிகளுடன் அதிக நேரம் நான் உடனிருக்க முடியும் என்பதால்.

தற்போதைய சூழலில், அதிக அளவில் ஆண் செவிலியர் உலகெங்கும் வேலை பார்க்கின்றனர். எழும்பியல்த் துறை (Orthopedics), அறுவைச் சிகிச்சை அறைகள், அதிர்ச்சி மற்றும் விபத்து வகைகள் (Trauma and Accident cases) உள்ள அவசர சிகிச்சைப் பிரிவுகள் (Emergency Units), மற்றும் தீவிர சிகிச்சைப் பிரிவுகள் (ICUs), போன்ற இடங்களில் ஆண் செவிலியர்கள் மிகவும் உதவிகரமாக இருந்தாலும், மருத்துவனையில் படுக்கையில் அனுமதிக்கப்பட்ட நோயாளிகளுக்கு சிறப்பாக துணை நின்று உதவுவது என்றுமே பெண் செவிலியர்களே. நிறைய ஆண் செவிலியர்கள் தங்கள் சொந்த ஊர் வேலையை உதறிவிட்டு, அதிக சம்பளம் கிடைக்கும் வெளிநாட்டு வேலைகளுக்கு பெண் செவிலியரை விட அதிக எண்ணிக்கையில் செல்கின்றனர். பெண் செவிலியருக்கு இந்தியா மற்றும் வெளிநாடுகளிலும், ஆண் செவிலியரை விட குறைந்த அளவே ஊதியம் வழங்கப்படுவது மிகவும் வருத்தத்திற்குரிய விஷயம்.

பொதுவாகப் பெண்கள் தங்கள் உடல்நலப் பிரச்சினைகளை ஆண் மருத்துவரிடம் வெளிப்படுத்த மிகுந்த தயக்கம் கொள்வார்கள். பெரும்பான்மையான பெண்கள் தங்களின் மார்பகப்பரிசோதனை ஒரு ஆண் மருத்துவரிடம் மேற்கொள்ளவேண்டி நேர்ந்தால் கூச்சமாக உணர்வார்கள். எனவேதான் பெண்கள் பெரும்பாலும் தங்கள் கர்ப்பப்பை சம்பந்தப்பட்ட ஆலோசனைகளுக்கு ஆனாலும் சரி, சிலாகையேறுதல் (catheterization) மற்றும் வேறு சில உட்புற பரிசோதனைகளுக்கு ஆனாலும் சரி, ஒரு பெண் மருத்துவரிடம் சென்று செய்து கொள்வதையே மிகவும் வசதியாகவும், எளிதாகவும் உணர்கிறார்கள். பல பெண்கள் ரேடியோ கதிர்கள் மூலம் (Radio Diagnosis) ஸ்கேன் அறையில் நடத்தப்படும் பரிசோதனைக்கு, குறிப்பாக தங்களின் பெண்ணுறுப்பான யோனிக்கு உட்புறம் நடத்தப்படவேண்டிய சோதனைகள் எனில், ஒரு பெண் மருத்துவரையே நாடுகிறார்கள். இதன் மூலம் இங்கே நான் கூற விரும்புவது யாதெனில், ஒரு பெண் மருத்துவரால்தான் ஒரு நம்பிக்கையுடன் கூடிய பாதுகாப்பு, நேரிடையான மற்றும் நெருக்கமான சிகிச்சை ஒரு பெண் நோயாளிக்கு வழங்க இயலும் என்பதே. எல்லாத்துறைகளையும் பொதுவாக குறிப்பிடாவிடினும், தேர்ந்தெடுக்கப்பட்ட துறைகளான ஆப்ஸ்டடெரிக்ஸ்-(Obsteterics- மகப்பேறியல்) தாய்மை அடைதல் மற்றும் குழந்தைப்பேறு சம்பந்தப்பட்ட அறிவியல் மற்றும் கைனகாலஜி-(Gynaecology-பெண்ணோயியல்) கர்ப்பப்பை, அதனுடன் இணைந்த மற்ற இனப்பெருக்க உறுப்புகள், அதன் பிரச்சினைகள் பற்றிய அறிவியல் என்ற இருதுறைகளிலும் பெண் மருத்துவர்களே முக்கிய பங்கு வகிக்கின்றனர்.

முந்தைய காலங்களில், "பெண் மருத்துவச்சி" என்ற ஒரு தொழில் ஒரு மகப்பேறு மருத்துவருக்கு இணையாகவே கருதப்பட்டது. அப்படிப்பட்ட பெண் மருத்துவச்சிகள் மற்றும் பெண் மருத்துவர்கள் மட்டுமே அந்தக் காலத்தில் பிள்ளைப்பேறு மருத்துவம் பார்க்கத் தகுதியுள்ளவர்களாகக் கருதப்பட்டார்கள். தற்போது காலம் வெகுவாய் மாறிவிட்டது. ஆண் மருத்துவர்களும் கூட இப்போது இந்தத் துறைகளை தங்களின் மேற்படிப்புக்காகத் (Master's Degree) தேர்ந்தெடுக்கிறார்கள். ஆயினும், அதில் பெரும்பான்மையான ஆண் மருத்துவர்கள் நேரிடையாக குழந்தைப்பேறு அலல்து வழக்கமான கர்ப்பப்பை சம்பந்தமான நோய் வகைகளைத் தவிர்த்து, இன்பெர்ட்டாலஜி (Infertology) - குழந்தையின்மை சம்பந்தமான அறிவியல், லேப்ராஸ்கோபி (Laparoscopy-keyhole surgery) - சிறுதுளை அறுவைச் சிகிச்சை, கைனெக்- ஆன்காலஜி (Gynaec-oncology)- கர்ப்பப்பை புற்றுநோய் சம்பந்தமான அறிவியல் போன்ற துறைகளைத் தேர்ந்தெடுத்து அதில் கவனம் செலுத்துகிறார்கள். மேலே கூறப்பட்ட சில விசேஷ வகைப் பிரிவுகள் பெண் மருத்துவர்களுக்கு சரிப்பட்டு வராது என்று பலகாலம் கருதப்பட்டு வந்தது. இன்றோ எந்த ஒரு துறையையும் பெண்கள் விட்டுவைக்கவில்லை. பொது மருத்துவம், அறுவைச் சிகிச்சை நிபுணர்கள், இருதய நோய் நிபுணர்கள் (Cardiologists), நரம்பியல் நோய்கள் (Neurology) பார்க்கும் துறை, குடல் (Gastro) சம்பந்தப்பட்ட வகை நோய்கள், நுரையீரல் (Pulmonary) சம்பந்தமான நோய்கள், சிறுநீரகத் துறை (Urology) என எல்லாத்துறையிலும் அதிக எண்ணிக்கையில் பெண் மருத்துவர்களும் கொடி கட்டிப்பறக்கிறார்கள். எலும்பு சம்பந்தமான சீர்குலைவு

அறிவியல் (Orthopaedics - the science of bone disorders) படிப்பில் கூட இன்று பெண்கள் சிறப்புப் பயிற்சி பெறுகிறார்கள். இந்த வகைப் படிப்பு ஒரு காலத்தில் பெண்களுக்கு ஆகாத கடுமையான ஒரு துறை என்றே கருதப் பட்டுவந்தது. அதே போன்றே, முடநீக்கியல் அல்லது உடற்பயிற்சி சிகிச்சை (Physiotherapy) என்ற இன்னொரு துறையும் பெண்களுக்கு பொருந்தாத ஒன்று என்றே கூறப்பட்டு வந்தது. இன்று, நிறைந்த எண்ணிக்கையில் பெண் மருத்துவர்கள் அத்துறையிலும் உள்ளனர்.

நோய், இயலாமை, விபத்து போன்ற இன்ன பிற காரணங்களால் படுத்த படுக்கையாய் ஒரு குடும்ப உறுப்பினர் உள்ள ஒரு வீட்டுச்சூழலை இங்கே விவாதிக்க எடுத்துக் கொள்வோம். நோயில் வீழ்ந்தது ஆண் எனில், அந்த மனிதரின் மனைவி தானாகவே முன்வந்து முதன்மைப் பராமரிப்பாளராக மாறுகிறார். நோயாளியாக இருப்பினும், ஆண்மகன் என்பதால் தன்னைவிட உடல்பலம் கொண்ட தன் நோயாளிக்கணவரை தன் மெல்லிய தேகத்தின் பலம் கொண்டமட்டும் கொண்டு அவரைத் தூக்கி அமரவைத்து அல்லது புரட்டி திருப்பிப் படுக்க வைத்து, மென்பஞ்சுக்குளியல் கொடுக்கும் கடினமான வேலைகள் உட்பட எல்லாவித பராமரிப்புவேலைக்கும் வெகு விரைவாக தன்னைத் தயார்படுத்திக்கொள்கிறாள். நோயாளிக்கணவன் உடலில் பொருத்தப்பட்டுள்ள பல்வகை குழாய்களையும் நன்கு பராமரித்துக்கையாளும் கலை, மூத்திரப்பையை அகற்றி காலி செய்தல் (emptying the urine bag) போன்ற பல்வேறு புது விஷயங்களை அவள் நாளடைவில் கற்றுத்தேர்கிறாள்.

மருத்துவரால் பரிந்துரைக்கப்பட்ட மருந்துகளை சரியான காலஅவகாசத்தில் கணவனுக்குக் கொடுப்பதற்கு அவளுக்கு தனியாக அலாரம் ஒன்றும் தேவை இல்லை. எப்போது உடல்நலப் பணியாளர்களை அழைத்து அவர்களின் உதவி நாடுவது என்றுகூட அவளே தீர்மானிக்கிறாள். இத்தனை வேலைகளுக்கு ஊடே, மென்மையான, அன்பு கலந்த நம்பிக்கை ஊட்டும் உற்சாக வார்த்தைகளையும் படுக்கையில் இருக்கும் கணவனிடம் உரைத்துத் தேற்றுவாள். நோயினால் உருக்குலைந்து, வலியின் தீவிரத்தில் மனம் சீர்குலைந்த கணவன் வெளிப்படுத்தும் கடுமையான திடீர் கோபதாபங்களை பக்குவமாய்ச் சமாளித்து, அவரை சாந்தப்படுத்தும் பொறுப்பும் அவளைச் சார்ந்ததே. சில வீடுகளில், நோயாளி மல ஜலம் கழிப்பதில் கட்டுப்பாட்டை இழந்த நிலையில் இருப்பதும் பொதுவாகக் காணப்படும் ஒரு விஷயம். துணைவியானவரே, இந்த விஷயத்திலும், வேறு வெளி ஆட்கள் உதவி இன்றி (கூச்சம் காரணமாக) கையாளும் நிலையும் உள்ளது. பல பொழுதுகளில், தொடர்ந்து உறக்கமில்லா இரவுகளை தன் நோயாளிக் கணவனின் பணிவிடையில் கழித்த போதும், தன்னை உற்சாகத்துடனும், நம்பிக்கையுடனும், உறுதியுடனும் வைத்துக்கொள்ள முயற்சி செய்து வெற்றியும் காண்பாள்.

இவை அனைத்தையும் செவ்வனே அவள் செய்து முடிக்க அவள் ஒன்றும் பயிற்சி பெற்ற செவிலியர் அல்ல. ஒரு முழுநேர இல்லத்தரசி அல்லது தன் வேலையை பார்த்துக் கொண்டு இல்லத்தையும் நிர்வகிக்கும் ஒரு சாதாரண மனுஷி. இல்லத்தின் மற்ற உறுப்பினர்கள், நோயாளிக் கணவன், வேலை பார்க்கும் இடத்தின்

முதலாளி என அனைவரையும் தன் வேலையில் மனம் திருப்தி அடையச் செய்ய அவள் தன் பங்களிப்பை சரிவர பக்குவமாய்ச் செய்ய வேண்டும். இதனோடு கூட தனது உடல்நலத்தில் அவள் சிறிதாகினும் அக்கறை கொள்ளாவிடில், உடலாலும், மனதாலும் அவளுக்கு ஏற்படும் அழுத்தத்தில் அவள் திண்டாட நேரிடும். எத்துணை கஷ்டங்கள் இருந்தபோதும், அவளின் எல்லாவித சேவைகளுக்கும் யாரும் பெரிதாக பாராட்டு மழை பொழியாவிடினும் கூட, எவ்விதக் குறையும் கூறாமல், அனைத்தையும் மிக அழகாக சமாளிக்கும் திறமை கொண்டவள் நோயாளிக்கணவனின் துணைவியான பெண்மகள்.

இதுவே, மனைவி நோயாளியாகி படுக்கையில் வீழ நேரிடும் போது, நிலைமை தலைகீழாகிறது. மாசற்ற அன்பும், அக்கறையும் கணவன் தன்மனைவி மீது வைத்திருந்தாலும், அவனால் அவன் நோயாளி மனைவிக்கு முழு கவனிப்பு தர இயலாது. ஒரு கட்டத்தில் அவன் பொறுமை இழந்து சலிப்பின் உச்சம் தொடுகிறான். தனது அன்றாட வாழ்வில் தனது நோயாளி மனைவியால் மாறுதல் ஏற்படுவதை அவன் பெரிதாக விரும்புவதில்லை. தான் பணிவிடை செய்வதற்குப் பதிலாக, முழுநேர தாதியாக இருக்க, சமையல் மற்றும் இதர பணிகளைக் கவனிக்க என்று உதவிக்கு ஆட்கள் தீவிரத்துடன் தேடுவான். உறவினர்கள் அதிகம் உள்ளவன், அவர்களை முறை போட்டு வந்து உதவி செய்ய வேண்டுவான். இவ்வாறாக, வீட்டின் அனைத்து நடைமுறை விஷயங்களும் தாறுமாறாக மாறி குழப்பத்தில் முடிந்து, அதன் விளைவாய் வீட்டுச் செலவுக்கணக்கும் ஆகாயத்தை நோக்கி எகிற ஆரம்பிக்கும். இதனைத்

தொடர்ந்து, சிலவேளைகளில், படுக்கையில் உள்ள நோயாளிப் பெண்மணியைக் குற்றஞ்சாட்டும் நிலை கூட ஏற்படும். கடைசியில், தன் அன்புக்கணவனிடம் இருந்து அன்பான, கனிவு ததும்பும் தனிப்பட்ட அனுசரணையை எதிர்பார்க்கும் நோயாளி மனைவிக்கு அதுவும் மறுக்கப் படுகிறது.

எல்லா இடங்களிலும் இவ்வாறு உண்டு எனச்சொல்லிவிட முடியாது. விதிவிலக்குகள் கண்டிப்பாக எங்கும் உண்டு. திருமதி X (மாற்றுப் பெயர்) அவர்களின் கர்ப்பப்பை அகற்றுதலுக்கு நான் நாள் குறித்தபோது, அவர் கணவர் திரு X, அவர்களின் குழந்தைகளும் வெளிநாட்டில் வசிக்கும் நிலையில், வேறு பெண் உறவினர்களும் உதவிக்கு இல்லாத காரணத்தால், அவரால் அவரது மனைவியை அறுவைச்சிகிச்சைக்குப் பின் படுக்கையில் வைத்து முழுநேரமும் கவனத்துடன் கவனிக்க இயலுமா என்ற ஐயத்தை அச்சத்துடன் வெளிப்படுத்தினார். மனைவியைக் கவனிக்க சம்பளத்திற்க்காக வீட்டுத் தாதியர் வைத்துக் கொள்ளவும் அவர் விரும்பவில்லை. இப்படியாக அவரின் அச்சத்துடனே அறுவைச்சிகிச்சையும் நடந்து முடிந்து, அதன் பின் நோயாளியை வைத்து கவனம் செலுத்தக் கூடிய கவனிப்புப் பகுதியில் அவர் தன் மனைவியுடன் இருக்க அனுமதி வழங்கப்பட்டது.

அதன் பின் நடந்த நிகழ்வு என்னை பெரும் வியப்பிலாழ்த்தியது. அறுவைச்சிகிச்சைக்குப் பின் அனுமதிக்கப்படும் கவனிப்புப்பகுதியில் அவர் தன் மனைவியை மிகவும் கவனத்துடனும், நேயத்துடனும் கவனித்து சேவை செய்ததை எனது வார்டு செவிலியர் கூறியபோது எனக்கு ஆச்சர்யம் கலந்த மதிப்பு அவர்மேல்

ஏற்பட்டது. எனவே, அவரை அழைத்து அவரிடம் எனது மனமார்ந்த வாழ்த்துக்களை தெரிவிக்கவும் நான் மறக்கவில்லை. ஏனெனில், பொதுவான வழக்கப்படி, நோயாளி மனைவியை அவ்வப்போது வந்து பார்த்து விட்டு, வேண்டியதை காசு கொடுத்து வாங்கி கொடுத்து விட்டு சிறிது நேரமே அவளுடன் தங்கி விட்டு செல்லும் கணவர்களும், சம்பளம் கொடுத்து வீட்டில் தாதியர் ஏற்பாடு செய்து மனைவி பற்றிய முழு பொறுப்பும், கவனிப்பும் அவர்களிடமே ஒப்படைத்து இருக்கும் ஆண்களையும்தான் அதிகம் காண முடியும். தன் மனைவிக்கு தானே நேரடிப் பராமரிப்பாளராக சிறிது காலம் கூட இருக்க கணவர்கள் பெரும்பாலும் முன் வருவதில்லை.

வலி மற்றும் வலி நிவாரண கவனிப்புப் பிரிவுகள் (P&P - Pain and Palliative Care Units) இந்தியாவின் பல பகுதிகள் மற்றும் உலகெங்கும் இயங்கி வருகின்றன. அதில் பயிற்சி பெற்ற மருத்துவர்கள், செவிலியர்கள், மற்ற தொழில்நுட்பவியலாளர்கள், உளவியலாளர்கள், உடற்பயிற்சி நிபுணர்கள் மற்றும் ஆன்மீகரீதியான ஆலோசனை கொடுப்பவர்கள் என அனைவரையும் உள்ளடக்கிய குழுவாக பணிபுரிவோர்கள் இருப்பார்கள். இந்தக் குழுவில் உள்ளவர்கள் வீட்டில் உள்ள நோயாளிகளின் துணை (கணவன் அல்லது மனைவி), மற்ற பராமரிப்பாளர்கள் யாராகினும், நோயாளியை எவ்வாறு சரியான முறையில் கவனித்துக் கொள்ளவேண்டும் என்ற ரீதியில் பல்வேறு விஷயங்களை வழிகாட்டி விளக்கம் கூறுவார்கள். இக்குழுவின் இன்னொரு முக்கிய வேலை யாதெனில் எப்போதெல்லாம் நோயாளிகளுக்கு அவர்களின் முதன்மை மருத்துவரிடம் (நோயாளிகளுக்கு சிகிச்சை கொடுத்தவர்கள்) ஆலோசனை தேவையோ,

அப்போதெல்லாம் அந்தந்த மருத்துவரிடம் அவர்களை இணைக்கவும் செய்யும்.

P&P பிரிவு மூலம் கொடுக்கப்படும் முதன்மை உடல்நலச் செயல்பாடுகளாவன: நோயாளிகளுக்கு வலி நிவாரணம் அளிப்பது, சுத்தம் மற்றும் சுகாதார நுட்பங்களை நோயாளியை கவனிப்பவருக்கு எடுத்துக் கூறுவது, நோயாளிகளுக்குப் பொருத்தப்பட்டுள்ள உணவுக்குழாய், கதீட்டர்கள், ஆஸ்டோமி பைகள் (Ostomy Bags- குடலின் சிறுபகுதி திறக்கப்பட்டு, அதிலிருந்து உடலின் கழிவுகள் வெளியேற்ற ஏதுவாகும் பைகள்) - கடைச்சிறுகுடல்திறப்பு (ileostomy), பெருங்குடல்துளைப்பு (colostomy), மூச்சுப்பெருங்குழாய்த் திறப்பு (tracheostomy- மூச்சு சரிவர சுவாசிக்க ஏதுவாக மூச்சுக்குழாயின் சிறுதிறப்பு) ஆகியவற்றைப் பராமரிப்பது, நோயாளின் மற்றும் அவர் உடன் துணை இருப்பவர்களின் மனங்களில் நேர்மறையான எண்ணங்களை விதைப்பது, ஆன்மீக ரீதியான ஆதரவு தேவை ஏற்படும்போது அதற்க்கு உதவி செய்வது, மற்றும் அனைவரையும் போல பயனுள்ள வாழ்க்கையை வாழ அவர்களுக்கு வழிகாட்டுவது என்பன ஆகும். இவ்வாறான காலம் கடந்தும் நிற்கும் உதவிகள் செய்வதினால், இக்குழுவில் உள்ளவர்கள், குறிப்பாக பெண் பராமரிப்பாளர்கள் நோயாளிகளின் குடும்பத்தில், அவர்கள் இல்லத்தில் ஒரு இன்றியமையாத அங்கமாக காலப்போக்கில் மாறுவது கண்கூடான விஷயம்.

அரசாங்கம் சார்ந்த மற்றும் தனியார் சார்ந்த P&P கவனிப்புக் குழுக்கள் கேரளாவில் மிகவும் பிரபலம். நீண்ட காலம் படுக்கையில் இருக்கும் நோயாளிகள் மற்றும் மீளமுடியாத கொடுமையான நோயில் அழுந்தும் நோயாளிகள் அனைவருக்கும் வீட்டிலோ அல்லது

மருத்துவமனையிலோ இக்குழுக்கள் சிறந்த, தரமான உடல்நலப் பராமரிப்பு வழங்குகிறார்கள். சிகிச்சை முற்றிலும் இலவசம். இதில் வியக்கத்தக்க விஷயம் என்னவெனில், பெரும்பான்மையான பராமரிப்பாளர்கள், சமுதாயத்தின் பல்வேறு நிலைகளில் இருந்து வரும் சுயமுனைப்பு ஆர்வலர்கள் அனைவரும் 95 விழுக்காடு பெண்களே.

என்ன காரணத்தினாலோ, திருமணம் வேண்டாது, தனியாகவே வாழ்ந்து வரும் வயதான எனது உறவினர் திரு. ரா அவர்களை சமீபத்தில் சந்திக்க நேர்ந்தது. அவரின் ஐம்பது வயதுகளின் இறுதிக் கட்டத்திலும், அறுபதுகளின் முதற்கட்டத்திலும் நான் அவரை அதிகம் பார்த்திருக்கிறேன். அவர் ஒரு பொறியியலாளர் தொழில் செய்து 60 வயதில் ஒய்வு பெற்றவர். குடும்ப விழாக்கள் அனைத்திலும் மிகுந்த ஆர்வத்துடனும், சுறுசுறுப்புடனும் கலந்து கொள்வார். சமுதாய, மத மற்றும் கலாச்சார செயல்பாடுகளில் மிகவும் ஈடுபாடு கொண்டவராகவும், மிகச் சிறந்த நண்பர்கள் வட்டம் அமையப்பெற்றவராகவும் இருந்தார். தேவைக்கான பணவசதி படைத்தவராக இருந்ததுடன், பல்வேறு அறக்கொடைகளும் தாராளமாக ஈந்து வந்தார். திருமண பந்தத்தில் ஈடுபடாது தப்பித்த தன் கவலையற்ற தனி வாழ்வைப் பற்றி பெரிதும் தம்பட்டம் அடித்துக்கொள்வார். தேவைப்பட்டால், விரும்பினால் தனக்கான உணவைச் சமைப்பார். அடிக்கடி வெளியே உணவு உண்பதில் அவருக்குப் பிரியம் அதிகம். நண்பர்கள், உறவினர்கள் என யார் அவரிடம் கொஞ்சம் அனுசரணையாக இருப்பார்களோ, அவர்களைச் சந்திக்கவும் விரும்பிச் செல்வார். அவர் ஒரு முழுதான உலகச் சுற்றுலா கூட சென்று வந்தவர்.

அவர் ஒரு உடற்பயிற்சிப் பிரியரும் கூட. அத்துடன் வழக்கமான சரியான கால அளவில் உடல்நலப்பரிசோதனைகளும் செய்து தன் உடல்நலத்தை நன்கு பேணுவார். அவரின் உதடுகளுக்கிடையே புகையும் சிகரெட் நான் நேரில் பலமுறை கண்டதுடன், புகைப் பிடிப்பவர்களுக்கேயான கறுத்த உதடுகள் அவரின் வெளுப்பான முகத்தில் களங்கமாய் தென்படுவதை நான் குறிப்பால் உணர்ந்திருக்கிறேன். ஆம். மிக விரைவிலேயே அவருக்கு தொண்டைப் புற்றுநோய் - சரியாகச் சொல்லவேண்டுமெனில் பைரிபார்ம் ஃபோசா (pyriform fossa) எனப்படும் வலதுபுறத் தொண்டைப்பகுதியில் புற்றுநோய் கண்டறியப்பட்டது என்ற செய்தி வந்து சேர்ந்தது. பேச்சு வெளிவரும் குரல் பெட்டி (Voice Box) உள்ள தொண்டைப் பகுதியில், பைரிபார்ம் ஃபோசா (pyriform fossa) சிறுகுழியாக இருபுறமும் அமைந்திருக்கும். இந்த உறுப்பில் புற்றுநோய் ஏற்பட்டால் அறிகுறிகள் ஏதும் பெரிதாகத் தென்படாமல், காலங்கடந்தே தெரியும் என்பதால் அந்நோய் மூன்றாம்நிலையின் ஆரம்பத்தை (early third stage) அடைந்தபிறகே கண்டுபிடிக்க இயலும்.

அவருக்கு சிக்கலான ஒரு அறுவைச் சிகிச்சையும், அதைத் தொடர்ந்து கீமோதெரபி (Chemotherapy) மற்றும் கதிர்வீச்சுச் சிகிச்சையும் (Radiation Courses) கொடுத்தபிறகு புற்று அகற்றப்பட்டு விட்டது என்ற உத்திரவாதம் கொடுக்கப்பட்டாலும், தொடர்ந்து சரியான முறையில் பின்பற்ற வேண்டிய விஷயங்களுக்கான பலவித ஸ்கேன்கள் மற்றும் பரிசோதனைகள் தேவைப்பட்டது. ஒரு வருட காலம் அவர் கடும் அவதிக்கு உள்ளானார். விழுங்கக்கூடிய தன்மை மற்றும் பேசுவதில் குறைபாடு என்பது அவருக்கு வாழ்நாள் முழுதும் தொடரும்

என்பதை மறுக்க முடியாது. நல்ல முறையில் தொடர்ந்து அவரைக் கவனிக்க, இந்தச் சிகிச்சை, பரிசோதனைகளில் அவருடன் இருந்து அவரைப் பராமரிக்க யாரேனும் அக்கறையுள்ள ஒரு நல்ல பராமரிப்பாளர் அவருக்குத் தேவைப்பட்டது. சொந்தங்களுக்கும், நட்புக்களுக்கும் அவரவர் குடும்பங்களைக் கவனிக்கும் பொறுப்பு இருந்ததால், அவர்கள் ஒரு வரையறைக்குட்பட்டே இவருக்கு உதவி செய்ய முடிந்தது.

கடைசியாய் சம்பளம் கொடுத்து ஒரு வீட்டுச் செவிலியரை அவர் பராமரிப்புப் பணிக்கு அமர்த்த வேண்டியதாகி விட்டது. அவர் திருமணம் ஆகாது தனித்து வாழும் ஆண் என்பதால், ஒரு ஆண் செவிலியரையே பணிக்கு ஏற்பாடு செய்ய வேண்டி இருந்தது. பல ஆண் செவிலியர்கள் முறை போட்டு வந்து அவரைக் கவனித்த போதும், ஆண் செவிலியர்களின் இயந்திரத்தனமாக உதவும் செயல்களை அவர் மனம் பெரிதும் விரும்பவில்லை. முதியோர் இல்லங்கள் இப்படிப்பட்ட நோய் முற்றிய நிலையில் உள்ள ஒரு மனிதரை தங்கள் இல்லங்களில் அனுமதிக்க மறுத்து விட்டார்கள். நோய் வரும் முன்பே அவர் அந்த மாதிரி ஏதேனும் ஒரு இல்லத்தை தேர்ந்தெடுத்து இருந்தால், விஷயம் வேறு மாதிரி போய் இருக்கலாம். மருத்துவமனைச் சூழலிலும் அவர் நீண்டகாலம் தங்கி இருக்கப் பிரியப்படவில்லை. இவ்வாறான சூழ்நிலையில், ஒரு பெண்ணின் அன்பான பராமரிப்பு மட்டுமே மனிதநேயத்துடன் கூடிய உதவியை அவருக்குக் கொடுத்திருக்க முடியும். அவர் திருமணம் செய்து கொள்ளாமைக்கு வருந்தி தன் தவறை உணர்ந்தது மிகுந்த காலதாமதத்திற்குப்பின்தான்.

எனது MBBS கல்லூரித் தோழரான (1966 பாட்ச், அரசு மருத்துவக் கல்லூரி, திருவனந்தபுரம், கேரளா) மருத்துவர் கா. அவர்களை சில வருடங்களுக்கு முன் கல்லூரியின் முன்னாள் மாணவர்கள் கூட்டத்தில் சந்தித்தேன். அவர் MBBS படிப்பு முடித்தவுடன் இந்தியாவை நீங்கி U.K.-வில் மேற்படிப்பான பொது அறுவைச் சிகிச்சை (General Surgery) மற்றும் நரம்பியல் அறுவைச் சிகிச்சை (Neuro Surgery) படித்து முடித்து, அந்த நாட்டிலேயே நல்லதொரு மருத்துவத்தொழில் பிரபலமாக நடத்தி வந்தார். பிரிட்டிஷ் நாட்டுப் பெண்ணையே மணந்து அவர்களுக்கு ஒரு மகனும் இருந்தான். 20 வருட திருமண வாழ்க்கைக்குப் பின் அவர்களின் மணவாழ்க்கை முறிந்து முடிவுக்கு வந்தது. அவர்கள் இருவரும் விவாகரத்து வாங்கும் முன்னரே, அவரது பிரிட்டிஷ் மனைவி அவரது கடும் உழைப்பினால் சேர்த்து வைத்திருந்த அத்துணை செல்வங்களையும் தன் பெயரில் மாற்றி வைத்து அவரை ஏமாற்றிய கொடுமையும் நிகழ்ந்தது. அந்த மருத்துவ நண்பர் தன் தொழிலில் எவ்வளவு அர்ப்பணிப்பு உணர்வுடனும், வெற்றிகரமாகவும் இருந்தாரோ, அதற்க்கு எதிர்மறையாய் தன் இல்லம் மற்றும் குடும்ப வாழ்வில் படுதோல்வியைச் சந்தித்தார் என்றே கூற வேண்டும். நாங்கள், அவரது வகுப்புத் தோழர்கள், தோழியர்கள் அவரைச் சந்தித்தபோது, கேரளாவைச் சார்ந்த ஒரு நல்ல துணையை வாழ்நாள் முழுதும் அவரைப் பராமரிக்கும் பொருட்டு தேர்ந்தெடுக்க அவரை வேண்டிக் கேட்டுக் கொண்டோம். மேலும், தனக்குத் தேவையான ஒரு துணை அல்லது சம்பளம் பெறும் உதவியாளர் அவர் ஏன் U.K நாட்டிலேயே அவர் மணமுறிவுக்குப்

பின் தேர்ந்தெடுக்கவில்லை என்றும் வினவினோம். ஒரு இந்திய பெண் மட்டுமே பொறுமையுடன் ஒரு வயதான இந்திய நோயாளியுடன் வாழமுடியும் என்று பதிலிறுத்தார்.

மிகவும் சந்தோசமாகவும், கலகலப்பாகவும் இருக்கும் எனது அண்டை வீட்டுத் தம்பதிகள் திரு X மற்றும் திருமதி X அவர்களுக்கு அவர்களின் மூன்று வயது மகன் கரண் மூலமாக சில பிரச்சினைகளைச் சந்திக்க நேர்ந்தது. அக்குழந்தையை மருத்துவமனையில் சேர்த்தார்கள். கரணுக்கு அவனது அப்பா, அம்மா இருவர் மீதும் சம அளவு பிரியம்தான். அவனின் அம்மா தன் வேலை தொடர்பாக வீட்டை பிரிந்து வெளியூர் செல்ல நேரிடும்போது அவனை நன்கு கவனித்துப் பராமரித்துக் கொண்டது அவன் தந்தைதான். அவனின் தந்தை ஒரு தொழில் அதிபர் என்பதால் ஒரு தொலைக்காட்சிசேனலில் தொகுப்பாளினியாக பணிபுரியும் அவன் அம்மாவை அவரின் வேலையை தொடர்ந்து செய்ய அனுமதிக்க முடிந்தது. அவன் அம்மாவின் வேலையோ நினைத்தபோது விடுமுறை எடுக்கமுடியாதஅளவு கஷ்டமான பணி. இவ்வாறான நிலையில், மருத்துவமனையில் அனுமதிக்கப்பட்ட கரண் முதல் நாளிலியேயே அவன் அப்பாவிடம் முரட்டுப் பிடிவாதமும், கோபமும் காட்டி ரகளை செய்து, அந்த நாளின் இறுதியில் மாலை வேளை ஆகும்போது அப்பா, மகன் என இருவரும் துவண்டு சோர்ந்து விட்டார்கள். அதே சமயம் அவன் அம்மா தன் வேலை முடித்து வந்து கரண் இருக்கும் அறை அடைந்த மறுகணம் அக்குழந்தை அமைதியாகி அம்மாவின் கரங்களில் தஞ்சம் அடைந்து வசதியாக உறங்க ஆரம்பித்து விட்டான். உடல்நிலையில்

குறைபாடு உள்ளபோது மென்மையான தாயின் அன்பான தொடுதலே அவனுக்குத் தேவைப்பட்டது போலும்.

வளர்ந்த மகனோ, மகளோ, அதிலும் குறிப்பாக அவர்கள் வெளிநாடுகளில் வசிக்கும்போது, அவர்களின் பெற்றோர்களில் யாரேனும் ஒருவர் அல்லது இருவருமே நோயில் வீழ்ந்த சேதி தெரிய வந்தால், அவர்களின் எண்ணங்கள் வெவ்வேறு விதமாக இருக்கும். மகன், மகள் இருவருக்குமே பெற்றோர் மீது இருக்கும் அக்கறை ஒரே அளவில் இருந்தாலும், அவர்களின் வெளிப்பாடு வேறுவேறு விதமாக இருக்கும். மகன் முதலாவதாக உடல்நலக்குறைபாடுபற்றிய தகவல் அல்லது நோயின் தாக்கம் பற்றி சரிவர அறிந்து கொள்ள முனைந்து, அந்நோய் தீர்க்கும் சரியான வசதியுள்ள மருத்துவமனையில் அவர்களைச் சேர்த்து கவனிக்க நடவடிக்கை எடுப்பான். அதன் பின்னரே, கொஞ்சம் நிதானித்து, அவதியுறும் பெற்றோரை நலம் விசாரிக்க வருவான். ஆனால் மகளானவளோ சேதி கேட்டவுடன் நேராக பெற்றோரிடம் ஓடிச்சென்று, அவர்கள் கரம் பற்றி, தேறுதல் வார்த்தைகள் திறம்படக் கூறி அன்போடு அவர்கள் உணவு முறை, பழக்கவழக்கங்கள் பற்றி கேட்டு நலம் விசாரித்து, ஏன் இந்தத் தகவல் முன்னரே தெரிவிக்கவில்லை என்று செல்லமாய்ச் சண்டை போட்டு, அதிகம் வேலை செய்து உடல்நலம் கெடுத்துக் கொண்டார்களா, வேளாவேளைக்கு சரியாக மருந்துகள் உட்கொண்டார்களா இல்லையா என்று சரமாரியாக கேள்விக்கணைகளைத் தொடுத்து பெற்றோர்களை தன் அன்பினால் திக்குமுக்காட வைப்பாள். இத்தகைய பாசம் நிறைந்த மகளின் அருகாண்மையில் - மீண்டும் ஒரு பெண்மையின் அக்கறையில், தாய் நோயின் தாக்கத்தை

மறந்து மகிழ்ச்சிக் கடலில் மூழ்குவாள். தகப்பன் கூட சில கணங்களில் சொல்லவொணா இன்பம் அடைவான்.

தென்னிந்தியாவில், பழங்காலத்தில் பெண்கள் தன் கணவன் உயிருடன் இருக்கும்போதே தாங்கள் முதலில் சுமங்கலியாக பூவுலகம் நீங்க வேண்டும் என்பதை விருப்பமாகவும், பிரார்த்தனையாகவும் கொண்டிருந்தார்கள். அவர்கள் விருப்பம் நிறைவேறினால் அவர்கள் அதிர்ஷ்டம் செய்தவர்கள் என்று போற்றப்பட்டார்கள். கணவன் முதலில் உயிர் துறந்தால், அந்த விதவையின் வாழ்வு பரிதாபகரமானதாக அமைந்துவிடும். வெளியுலகம் காணாமல் வீட்டின் உள்ளேயே அடைபட்டுக் கிடக்க நேரிடும். கேளிக்கைகளிலும், கொண்டாட்டங்களிலும் பங்குகொள்ள அவளுக்குத் தடை விதிக்கப்படும். பலவண்ண ஆடைகளையும், பல்வேறு ஆபரணங்களையும் அவள் அணியக் கூடாது என அவை அவளுக்கு மறுக்கப்படும்.

என் தகப்பனார் இறந்து அதன் பின் 15 வருடங்கள் வாழ்ந்த ஏன் தாய் கூறிய கருத்து யாதெனில் தான் என்றுமே தன் கணவருக்கு முன்னதாக இறக்க ஒருபோதும் விரும்பியதில்லை என்பதே ஆகும். இதன் பொருள் அவர் கணவர் வெகு சீக்கிரம் இறக்க வேண்டும், தான் மட்டும் நீடூழி வாழ வேண்டும் என்று அம்மா விரும்பினார்கள் என்பது அல்ல. நடைமுறை சிக்கல்களை அவர்கள் சரியாக உணர்ந்தே இதைக் கூறியுள்ளார்கள். அவர்களை பொறுத்தவரை, ஒரு பெண்ணால் எந்தவித சுற்றுச் சூழலையும் சிறந்த முறையில் ஆணைவிட அதிகமாக நன்கு அனுசரித்துச் செல்ல முடியும் என்றே கருதினார்கள். மனைவியை இழந்த ஒரு கணவன் கண்டிப்பாக தன் மகன்/மகள்/

சகோதர சகோதரிகள்/ உறவினர்கள்/நட்புக்களால் நன்கு கவனிக்கப்பட நேர்ந்தாலும், அவரின் வாழ்வில் அவர் கண்டிப்பாக ஒரு பெரிய வெற்றிடத்தை, வெறுமையை தன் மனைவியின் பிரிவில் உறுதியாக உணர்வார். அதே சமயம், ஒரு நோயாளி விதவை தன் மனதில் ஏற்படும் இழப்பு என்ற வெற்றிடத்தை கணப்பொழுதில் அகற்றி, இல்லத்தில் உள்ள மற்ற உறுப்பினர்களிடம் இருந்து கிடைக்கும் அன்பில் சமரசம் ஆகி தன் வாழ்வை நடத்திக் கொள்வார். என் அன்னையின் வார்த்தைகளில் நான் உணர்ந்தது எத்துணை அற்புதமான உண்மை!

இல்லத்தில் நோயாளிகளாக இருப்பவர்களுக்கு, வீட்டிலேயே கவனிக்க இருக்கும் வீட்டுச் செவிலியர் (Home Nurses) இன்னொரு வகைப் பராமரிப்பாளர்கள். ஒரு தனிப்பட்ட நோயாளிக்காக 24 மணிநேரமும் சேவை செய்ய ஊதியம் கொடுத்து நியமிக்கப் பட்டவர்கள். நோயாளிடத்து அவர்களும் அன்புடனும், அக்கறையுடனும், கருணையுடனும் நடந்து கொள்ள வேண்டும். நோயாளிகளையும், சுற்றுப்புறத்தையும் சுத்தமாக வைத்துக்கொண்டு, நோயாளியின் உடலில் உள்ள குழாய்கள் மற்றும் உள்ள கருவிகளின் மீதும் கவனத்துடன் செயல் பட்டு, நோயாளிக்குத் தேவையான உணவு, மருந்து, சரியான கால அவகாசத்தில் கொடுத்து, இவை எல்லாவற்றையும் தாண்டி, உணர்வுப்பூர்வமான ஆதரவுக்கரம் நோயாளியிடம் நீட்டவும் செய்ய வேண்டும். ஒரு ஆண் நோயாளி கூட பெண் செவிலியரைத் தேர்ந்தெடுக்கக் காரணம் அவர்களால் மட்டும்தான், நிறைவான, மனமார்ந்த, திறமையான சேவையை வழங்க முடியும் என்பதால்தான்.

உடல்நலப் பாதுகாப்புச் சேவை என்பது தற்போது மிகப் பெரிய அளவில் வியாபாரமாக வளர்ந்த நாடுகளில் பெருகி வருகிறது. ஆண், பெண் என இருபால் செவிலியருமே சம அளவில் தங்கள் வேலையை திறம்படச் செய்கிறார்கள் என பெரும்பாலானோர் கருதுகிறார்கள். சில நாடுகளில் பெண் பராமரிப்பாளர்கள் பிரபலம் எனினும், அதே அளவு வேலை செய்யும் ஆணுக்கு அதிக ஊதியம் என்னும் பாகுபாடு கண்டிக்கத்தக்கது.

முடிவாக, உடல்நலப் பராமரிப்பில், பெண்மையின் சிறப்புப் பங்கு, ஆண், பெண் என்ற இருபால் நோயாளிகளையும் விரைவில் குணமடையச் செய்கிறது என்றே நான் கூறுவேன். ஒரு நோயாளியின் உடல், மன, உணர்வு மற்றும் ஆன்மீக நிலைகளில் சிறந்த முன்னேற்றம் காணுவது பெண் எனும் மகத்தான சக்தியின் மாயக்கரம் கொண்டு பேணுதல் விளைவே ஆகும். இல்லத்தில் ஒரு பெண் பராமரிப்பாளர் - மனைவி, சகோதரி, மகள் அல்லது மருமகள் -மிக அழகாக வீட்டுப் பராமரிப்பு/ வேலைப்பளு இவற்றையும் சமாளித்து, தன் அன்புக்குரியவர்கள் நோயாளிகள் ஆனால் அவர்களையும் முகம் சுளிக்காமல் கவனித்து என பல அழுத்தங்களைத் தாங்க நேர்கிறது. ஒரு ஆண் இப்படியான இல்லத்தில், உடல்நலப் பராமரிப்பு மற்றும் பல்பணிகளை (multi-tasking) பெண்ணைப் போல் செய்ய முடியுமா என்பது கேள்விக்குறியாகவே தொக்கி நிற்கிறது.

என்றோ எங்கோ படித்தது இன்று நினைவுக்கு வருகிறது "பொதுவான முன்கருத்துக்கணிப்புப்படி பெண்கள் ஊட்டம் அளிப்பவர்கள் (nourishers). ஆனால் ஆண்கள் அதை மறுத்து நிற்பவர்கள். ஒரு மருத்துவரால் தன் வேலை இடத்தில் ஒரு நோயாளிக் கணவனின் மனைவி மூலமாக

அவளது கணவனின் ப்ராஸ்டேட் (prostate cancer) பற்றி விளக்கிச் சொல்லி அவள் கணவனின் புற்றுநோயைக் கையாள வைக்க இயலுவது சுலபம். ஆனால் ஒரு நோயாளி மனைவியின் கணவனிடம் அவன் மனைவிக்கு இருக்கும் சூல்ப்பை புற்றுநோயை (ovarian cancer) பற்றி விளக்கிச் சொல்லி கையாள வைப்பது கடினம்."

இல்லத்தின் அகல்விளக்கு - வீடுகளில் வாழும் பராமரிப்பாளர்கள்

–திருமதி. ராஜலக்ஷ்மி சிவா

*"நின்று நிலைத்துப் பிரகாசிக்கும் அகல் விளக்கின்
திரி எரிந்து
உருகுவதை அறிவீரோ?"*

திருமதி. ராஜலக்ஷ்மி சிவா அவர்கள் தஞ்சையில் உள்ள மகளிருக்கான ஒரு ஆடை ஆயத்த வடிவமைப்பு மற்றும் செயற்கை உலோக ஆபரணங்கள் விற்பனை செய்யும் நிறுவனத்தின் இணை நிர்வாகப் பங்குதாரராக உள்ளார். அவர் தனது கணவரான திரு. நீலகண்ட சிவாவுடன் இணைந்து, கடந்த ஐந்து வருடங்களாக கொடிய புற்றுநோயை எதிர்த்து யுத்தம் செய்த தன் கணவருடன், தானும் ஒரு போராளியாய் உறுதியுடன் துணை நின்று, கணவரின் சேவைக்கும், பராமரிப்புக்கும் தன்னை அர்ப்பணித்த காலகட்டத்தில் தான் அனுபவித்த கடுந்துயரையும், மாபெரும் யுத்தத்தில் வெற்றி கண்ட

மாவீரனாய் தன் கணவர் போற்றப்படக் காரணமாக தானும் ஒரு முக்கிய பங்கு வகித்த அனுபவத்தையும் கதை சொல்லும் பாணியில் இருவரும் சேர்ந்து விவரித்து எழுதிய புத்தகத்தின் பெயர் "புற்றுநோயின் வெற்றியாளரை எண்ணங்கள் ஆட்கொண்ட வேளை" என்பதே ஆகும். அவரின் மனதில் இருந்து எழும்பிய எண்ண அலைகளில் ஒருபகுதி இங்கே கதைவடிவில்.

உறைபனி மூடிய குளிர்காலத்தின் இறுதி என்றுமே வசந்தருதுவின் வாயில் ஆகும். வசந்தகாலத்தின் வருகை வெளிநாட்டில் வசிக்கும் குழந்தைகள், பேரப்பிள்ளைகள் வீடு திரும்புவதற்கான அறிகுறியையும், நம்பிக்கையையும் சேர்ந்தே அளிக்கிறது.

ஒரு முழுநாளையும், நியூஜெர்சி ஸ்டேட் அருங்காட்சியகம் (New Jersey State Museum), கோளரங்கம் (Planetarium) மற்றும் இரண்டாம் உலகப் போர் நினைவுச் சின்னம் என்று பார்ப்பதில் கழித்த பிறகு, சான்ட்ரா மெக்டொனால்டும், அவளது பேரக்குழந்தைகளும் ட்ரெண்டன் போக்குவரத்துக்கு நிலையத்திற்கு விரைந்து வந்து சேர்ந்தார்கள். நியூவார்க் பன்னாட்டு விமான நிலையம் சென்று அங்கிருந்து விமானத்தில் பயணித்து ஊர் திரும்பச் சென்று சேர்வதற்காக, NJ போக்குவரத்து ரயிலுக்காக அவர்கள் காத்திருந்தார்கள். அக்குழந்தைகளின் பெற்றோர் முன்னதாகவே விமான நிலையத்தை அடைந்து, அங்கு நடத்தப்படும் சரிபார்ப்புச் சம்பிரதாயங்களை (Check-in formalities) செய்துகொண்டிருப்பார்கள்

இந்நேரம். இந்த நினைப்புடன் சாண்ட்ராவும், அவளது பேரக்குழந்தைகளும் நகரும் மின்படிக்கட்டில் கீழ் நோக்கி வந்து கொண்டிருந்த போது, எலிசபெத் அவர்களை சந்தித்தாள். சாண்ட்ராவும், எலிசபெத்தும் தங்களின் வாழ்வில் நடக்கும் இன்பத்துன்பங்களை பரஸ்பரம் மனம் விட்டுப் பகிர்ந்துகொள்ளும் அளவு நெருக்கமான ஆருயிர்த் தோழிகள். எனவே எலிசபெத்தைக் கண்ட சாண்ட்ராவின் மகிழ்ச்சி எல்லை மீறியது. தன் பேரப் பிள்ளைகளை எலிசபெத்துக்கு அறிமுகம் செய்து வைக்க ஆயத்தமானாள்.

“ஹாய் சாண்டி! வால்டர் தற்போது எப்படி உள்ளார்?”

“ஹாய் பெத்! உன்னை இந்த நிலையத்தில் சந்தித்தது குறித்து மிக்க மகிழ்ச்சி. நீ எப்போதுமே இதற்க்கு முன்னதாக நியூவார்க் செல்லும் ரயில் பிடித்து கொஞ்சம் சீக்கிரமே சென்று விடுவாய், இல்லையா? ஆம். வால்டர் தற்சமயம் நன்றாகத்தான் இருக்கிறார். எவ்வித அசம்பாவிதமும், எந்த முன்னறிவிப்புமின்றி நிகழ விடாமல் கடவுள் தடை செய்து கருணை காட்டுகிறார். நாங்கள் வழக்கமாக செய்ய வேண்டிய பரிசோதனைகள் எல்லாம் தவறாமல் செய்கிறோம். அவரின் இருதயத்தில் பொருத்தப் பட்டிருந்த ஸ்டென்ட்கூட அகற்றப்பட்டுள்ளது. அவருக்கு அது மீண்டும் தேவைப்படாது என்று மருத்துவர்கள் நம்புகிறார்கள். ஒவ்வொருமுறை ஸ்கேன் செய்யும் போதும், ஏதோ 17 வயதுபருவப்பெண் தன் முதல் காதலுக்காகக் காத்திருப்பது போன்றதொரு உணர்வை தவிர்க்க இயலவில்லை. இதுவே எங்கள் வாழ்வின் அன்றாட முறையாகிவிட்டது. எண்ணங்கள் புற்றுநோயை வெற்றி கண்ட கதாநாயகனை மட்டுமே

ஊடுருவுவது இல்லை. அவைகள் நம்மைப் போல் உள்ள பராமரிப்பாளர்களையும் சேர்ந்தே நசுக்குகிறது"

"உண்மையிலேயே நீ ஒரு துணிச்சல்மிக்க பெண்தான் சாண்ட்ரா! பராமரிப்பாளர்களுக்கு ஓய்வு என்பதே கிடையாது. நானாக இருந்தால் பல காலங்களுக்கு முன்பே நொறுங்கிப் போயிருப்பேன்- முதன் முதலில் சிறுநீரில் ரத்தம் கலந்து வந்தபோது, சிறுநீர்ப்பைபுற்றுநோய் என்பதைக் கண்டறியும் பரிசோதனை நடத்தும் போது, சிறுநீர்ப்பையை முற்றிலும் அகற்ற வேண்டும் என்ற முடிவு எடுத்த போது - என எல்லாமே பூமி குலுங்கி தலைகீழாய்ச் சுழல்வது போன்றதொரு நிகழ்வுகள். அதுவும், இவை அனைத்தையும் வெளியில் இருந்து கிடைத்த குறைந்த அளவு உதவி மட்டுமே கொண்டு, தனி ஒரு ஆளாக சமாளித்து மீள்வது என்பதை சிறிது கற்பனை செய்து பார்."

"நானும் அதை பின்னோக்கிப் பார்க்கையில் அது உண்மையிலேயே கட்டுப்பாடின்றி சுழன்றாடும் ஒரு ராட்சதராங்கராட்டினத்தில் பயணிப்பது போன்றதொரு உணர்வுதான். உதவிற்று இருக்கும் நோயாளியை அன்பை வழங்கி நன்கு பார்த்துக் கொள்ளும் பொறுப்பு மிக்கவரே பராமரிப்பாளர், ஏனெனில் பராமரிப்பதுடன் அன்பையும் வாரி வழங்குகிறார் அல்லவா. அதற்க்கு ஈடாக, நன்றிக்கடனாக எதிர்பார்ப்பது ஏதோ ஒரு சமயத்தில் நோயாளியின் இதழின் கடைக்கோடியில் மலரும் ஒரு மெல்லிய புன்னகை, அது போதும். முழு இரவு முழுதும் அனுபவித்த துயர்மிகு கண்ணீரையும், பயத்தையும் ஒரு நொடியில் போக்கி விடும் வல்லமை கொண்டது. அப்படிப்பட்ட இரவு அல்லது பகல் அன்றோடு முடிந்து விடுமா என்ன? திரும்பவும் வரக்கூடும்.

யாருக்குத் தெரியும்? ஆனால், தற்போது அந்த இடர் மிகுந்த அபாயமான பாதையில் இரண்டு வருடங்கள் கடந்தாகிவிட்டது. எல்லாமே இப்போது நன்றாகத்தான் நடந்து கொண்டிருக்கிறது. ஆயினும், இங்கே நான் ஒன்றை கண்டிப்பாக ஒப்புக்கொண்டேஆக வேண்டும் - அவர் அத்துணை கொந்தளிப்பான சூழ்நிலையிலும், அதிர்ச்சி தரும் கட்டங்களின் ஊடேயும் நல்லதொரு ஒத்துழைப்பு கொடுத்து வந்ததையே நான் இங்கே குறிப்பிடுகிறேன்."

"உன் மனதில் இருக்கும் நினைவுகள் ஏதேனும், குறிப்பாக, மருத்துவருக்கு, ஏன் நோயாளிக்குக் கூட வெளிப்படையாய் புலனாகாத ஏதேனும் நிகழ்வுகள் நீ பகிர்ந்து கொள்ள விரும்புகிறாயா? உதாரணத்திற்கு உன்னுடைய மிகச் சிறந்த சந்தோஷத் தருணம் எது?"

"கண்டிப்பாக. ஏன் கூடாது, பெத்? அவருக்கு நடந்த ரோபோடிக் ரேடிகல் சிஸ்டக்டமி (Robotic radical cystectomy -சிறுநீர்ப்பையை முழுதாக கேமரா ரோபோ கை எனும் இயந்திரக் கருவி மூலம் அகற்றுதல்) சிகிச்சை முடிந்த மூன்றாம் அல்லது நான்காம் நாள், எங்களின் மருத்துவரான சிறுநீரக அறுவைச்சிகிச்சை நிபுணர் (Urosurgeon) என் அருகில் வந்து மெல்லிய குரலில் ஏதோ கூறத் தொடங்கினார் "திசுத்துயரியல் நிபுணர்கள் (histopathologists) தேடித் தேடித் பார்த்தார்கள்" என்று. அவர் மென்மேலும் மிக கிசுகிசுத்த குரலில் கூற ஆரம்பித்தபோது, நான் எந்தவித கெட்டசெய்தி கேட்டு ஜீரணிப்பதற்கும் என் மனதைத் தயார்படுத்திக் கொண்டேன். அவர் மேலும் கூறியதாவது "ஆனால் புற்றுநோய்க்கான எந்தவித சுவடும் எங்கும் தென்படவே இல்லை. எனவே, இந்தக் கட்டத்தில் நோயாளியை புற்றுநோய் மருத்துவரோ (Medical oncologist) அல்லது

கதிர்வீச்சு புற்றுநோயியல் நிபுணரோ (Radiation oncologist) பார்த்து சிகிச்சை கொடுக்க வேண்டிய அவசியம் இல்லை. ஒரு கீமோதெரபி அமர்வு (chemotherapy session) அல்லது கதிர்வீச்சு சிகிச்சைக்கான (radiation course) காலஅட்டவணை கூட தற்சமயம் தேவைப்படாது." என்னுள் சடீரென ஒரு மகிழ்ச்சிக்குமிழ் வெடித்து கும்மாளமிட்டு குதித்து வேலியின்றி வெளிப்பட்டது. சில எதிர்பாராத சமயங்களில், நல்ல சந்தோசமான செய்தி கூட நம்மைத் திக்குமுக்காட வைத்து விடுகிறது"

அதோ, ரயிலும் வந்துவிட்டது. ஜன்னல் அருகில் அமர நல்ல இருக்கைகள் சிலது காலியாக இருப்பதைத் தேடி குழந்தைகள் முன்னும் பின்னுமாக ஓடி அலைந்தார்கள். அவர்கள் இருந்தது ட்ரெண்டன் நிலையம், NJ. அவர்கள் ஏறிய ரயில் சென்று சேரவேண்டிய இடமோ பென் நிலையம் நியூயார்க். ரயில் நகர ஆரம்பித்த பிறகு, பொதுமக்களுக்கு அடுத்த நிலையம் ஹாமில்டன் (Hamilton) சிறிது நேரத்தில் வரும் என்ற தகவல் சொல்லும் அறிவிப்பு ஒலி ஒலிக்கும் வரை சிறிது நேரம் மௌனம் நிலவியது. ஹாமில்டன் நகரின் குடியிருப்புச் சமுதாயத்தின் தோற்றம் கிரேட்எக் (the Great Egg Harbor) துறைமுகத்துடனும், அந்நதியின் கிளை ஆறுகளுடனும் இணைந்துள்ளது.. ஜார்ஜ் மேஸ் (George Mays) என்பவர் 1756 -ம் வருடம் அங்கே ஒரு கப்பல் துறைமுகத்தையும், வர்த்தக இடுகையையும் (Trading Post) நிறுவினார். ஹாமில்டன் ரயில் நிலையத்தில், கெய்த் பிளெட்சர் மற்றும் டீன் ஜோன்ஸ் இருவரும் ஏறி அவர்களுடன் இணைந்துகொண்டார்கள். "ஹாய் நட்புக்களே" என்று பொதுவானதொரு வாழ்த்து அவர்கள் அனைவருக்குமாய் கொடுத்தார்கள். கெய்த் தான் அவ்ர்கள் இது வரை

எதைப்பற்றி பேசிவந்தார்கள் என்று வினவி மீண்டும் அந்தக்கட்டத்தில் பேச்சை தொடர உதவிய நபர்.

சுருக்கமாக சாண்ட்ரா அவர்கள் எதைப்பற்றி இதுவரை பேசி வந்தார்கள் என்று ஒரு குறிப்பு கொடுத்தாள். அதைக் கேட்டு கெய்த் மிகுந்த ஆச்சர்யத்துடன் சாண்ட்ராவிடம் அவள் என்றாவது எப்போதாவது தன்னைச் சுற்றி ஒன்றன் பின் ஒன்றாய் அதி விரைவாய் நடந்தேறிய மலைக்கவைக்கும் மற்றும் வாழ்வை மாற்றியமைக்கும் நிகழ்வுகளினால் திகைத்து குழப்பமடைந்து இருந்ததுண்டா என்று வாய் விட்டுக் கூறி அதிசயித்தான்.

“ஆம். கண்டிப்பாக.” சாண்ட்ரா பதிலிறுத்தாள். “மருத்துவர் கேமரா கரம் கொண்டு சிறுநீர்ப்பையினுள் உள்ள ஏதோ ஒன்றை சுரண்டிப் பார்த்து எடுத்து, அது புற்றுநோயாக இருக்கும் என்று பரிசீலித்துக் கூறுகிறார். ஆனால், நடந்தது என்ன தெரியுமா, சிறுநீர்ப்பையை முழுதாக அகற்றி எடுத்து உள்ளே பரிசோதிக்கும் போது அதில் புற்றுநோய் இருந்ததற்கான தடயமே இல்லை. இன்னமும் அதை நினைத்து நாங்கள் பெரும் குழப்பத்தில் உள்ளோம்.”

ப்ரின்ஸ்ட்டன் நகரில் ரயில் சிறிது நேரம் நின்ற சமயம் டீன் வினவினான் “எது உங்களை மிகவும் பாதித்த அல்லது சிதைத்த கணம்?” என்று. அந்த சமயத்தில் அவனின் ஒரு தோழி ரயிலை விட்டு நீங்கும் கணம், அவன் அந்தத் தோழிக்கு அன்றைய தினத்தின் மதியம் நடக்க உத்தேசித்திருக்கும் ஆராய்ச்சிப் படிப்பின் இறுதிக்கட்டமான விளக்கவுரைப் பாதுகாப்பு நிகழ்வுக்கு வாழ்த்துக்கூறி வழி அனுப்பி வைத்தான். அவன் தோழி நகர்ந்த பின்னும், அவளின் அறிவுக்கூர்மையைப்பற்றி

சிறிது நேரம் பெருமையாக பாராட்டிக்கொண்டே இருந்தான். இல்லாமல் இருக்குமா, பின்னே? ப்ரின்ஸ்ட்டன் பல்கலைத்தில் பட்டம் பெற்று வெளி வருதல் என்பது அறிவு குறைவாக இருப்பவர்களுக்கு சாத்தியமாகாது அல்லவா.

டீன் அவன் தோழியின் வழியனுப்பும் படலம் முடித்து, அவன் முதலில் கேட்ட கேள்விக்கு மீண்டும் தாவி அதைப்பற்றி பேச ஆரம்பித்ததும், சாண்ட்ரா திரும்பவும் பழைய நினைவலைகளில் நீந்த ஆரம்பித்தாள். “ஓ கடவுளே! அது உண்மையிலேயே தலையில் இடி இறங்கியது போன்றதொரு அதிர்ச்சிதான். ஐந்து மணி நேரம் நடக்க வேண்டிய நீண்ட அறுவைச்சிகிச்சையின் முடிவுக்காக நாங்கள் காத்திருந்த பொழுதில், அது தொடர்ந்து ஏழு மணி நேரம் நீண்ட பின், பருமனான உடல் அமைப்புக்கு கொண்ட ஒரு செவிலியர் வெளியே வந்து சத்தமாக அழைத்தாள். “வால்டர், வால்டர், எங்கே வால்டர் மெக்டொனால்டின் பராமரிப்பாளர்?” என்று. அவளைத் தொடர்ந்து அறுவைச் சிகிச்சை நிபுணரே விரைந்து வெளியே வந்தார். நானோ பயத்தில் முழுதாக வேர்வை ஊற்றில் நனைந்திருந்தேன். அருகில் வந்த மருத்துவர் அமைதியாகக் கூறினார் “பயப்பட பெரிதாக ஒன்றுமில்லை, சாண்ட்ரா! (அவரும், என் மகள் கேட் இருவரும் மருத்துவக் கல்லூரியில் ஒன்றாகப் படித்தவர்கள்). உங்கள் கணவரது ஒரு கிட்னி வேலை செய்வதை நிறுத்திவிட்டது. நாங்கள் அதை தொடர்ந்து கவனித்துக் கொண்டு இருக்கிறோம். வரும் காலத்தில் இது குறித்து நாம் மிகவும் எச்சரிக்கையுடன் இருத்தல் அவசியம்.”

ஐந்து மணி நேர அறுவைச் சிகிச்சை ஏழு மணி நேரம் சென்றது அல்லாமல், மருத்துவர் வெளி வந்து ஒரு கிட்னி வேலை செய்யவில்லை என்று சாண்ட்ரா கூறிய தகவல்களைக் கேட்டு எதிரில் இருந்த இருக்கையில் அமர்ந்திருந்த மைக்கேல் கடும் அதிர்ச்சிக்கு உள்ளாகினான். பின் பிரயாசைப்பட்டு அதிர்ச்சியில் இருந்து முதல் ஆளாக விடுபட்டு வந்து இத்துணைக்கப்புறமும் திரும்பவும் அவர்களுக்கு நம்பிக்கை எப்போது மீண்டு வந்தது என்று வினவினான். சாண்ட்ரா வலியுறுத்திக் கூறியதாவது: "அந்த சமயம்தான் அறுவைச் சிகிச்சை நிபுணர் கூறினார். "உடற்பயிற்சி நிபுணர் கூறுவதை சரியாக நீங்கள் கடைப்பிடித்தால் எண்ணி ஒன்பது நாட்களுக்கும் மேல் மிகாமல் விரைவாக நீங்கள் வீடு திரும்பலாம்" என்று. அதன்பின் நடந்தது என்ன தெரியுமா? பத்தாவது நாள் நாங்கள் வீடு திரும்பிவிட்டோம்"

நோயிலிருந்து மீண்டுவரும் முறைகள், புனர்வாழ்வு பற்றி என பல விவரங்களை சாண்ட்ரா கூறிக்கொண்டு வருவதை அக்குழுவில் உள்ள அனைவரும் முழு அதிர்ச்சியுடனும், அச்சத்துடனும் கவனித்துக் கேட்டுக் கொண்டிருந்தார்கள். ஆகையால், ஒருவருக்கு கூட தாங்கள் பயணம் செய்யும் ரயில் ஜெர்சி (Jersey) மற்றும் நியூப்ரன்ஸ்விக் (New Brunswick) நகர்களைக் கடந்து எடிசன் நகரை நெருங்கி கொண்டிருந்தது புலப்படவில்லை. எடிசன் கிளென் (Edison Glen) நகரை வசிப்பிடமாகக் கொண்டு நியூயார்க் நகரின் பல்வேறு பிரபலமான கோல்ட்மேன் சேக்ஸ் (Goldman Sachs), சிட்டிக்ரூப் (Citigroup), மோர்கன் ஸ்டான்லி (Morgan Stanley), மெரில் லின்ச் (Merrill Lynch), JP மோர்கன்

சேஸ் (JPMorgan Chase) போன்ற நிதி நிறுவனங்களிலும் மற்றும் பல்வேறு பங்கு இடைத்தரகு நிறுவனங்களிலும் வேலை செய்யும் அதிக அளவிலான இந்தியர்கள் கொண்ட ஒரு பெரிய குழு அங்கே ரயிலினுள் நுழைந்தது. 1876 -ம் ஆண்டில் தாமஸ் எடிசன் (ஒளிரும் மின்விளக்கு பல்பு புகழ்) தன்னுடைய வீட்டையும், ஆராய்ச்சிக்கூடத்தையும் ""மென்லோ பார்க் (Menlo Park)" என்ற இடத்தில் அமைத்திருக்கிறார் (தற்போது அது அமைந்திருப்பது எடிசன் ஸ்டேட் பூங்காவில்).

அந்த சமயம் கோல்ட்மேன் சேக்ஸ் நிறுவனத்தில் சொத்து பராமரிப்பு நிர்வாகியாக வேலை பார்க்கும் பமீலா எடிசன் நிலையத்தில் உள்ளே ஏறி வந்து "ஹே, ஏதேனும் நகைச்சுவை தருணங்கள் பற்றி சொன்னால் என்ன சாண்ட்ரா! கண்டிப்பாக மருத்துவமனை என்றாலே அது எப்போதுமே ரொம்ப மந்தமாகவும், இருண்டதாகவும், வலி நிறைந்த விஷயங்களைக்கொண்டதாகவும்தான் இருக்கவேண்டுமா என்ன. நாங்கள் மருத்துவமனைகளில் இருக்கும் ஆட்கள், மருத்துவர்கள், செவிலியர் ஆகியோரை உள்ளடக்கிய பல நகைச்சுவை துணுக்குகளை படித்திருக்கிறோம்" என்று கூறி இறுக்கமான சூழ்நிலையை கொஞ்சம் இலகுவானதாக மாற்றினாள்.

"ஆம். அங்கே ஒரு பெண் தனது கடுமையான கிட்னி நோயினால் பாதிக்கப்பட்டு, அறுவைச் சிகிச்சை அறையில் நடக்கவிருக்கும் கிட்னி மாற்று அறுவைச் சிகிச்சைக்காக காத்துக்கொண்டிருந்தாள். அவளது கணவனும், சிறு குழந்தையான மகனும் நான் அமர்ந்திருந்த காத்திருக்கும் அறையில் என்னுடன் அமர்ந்து அந்தப் பெண்ணின் அறுவைச் சிகிச்சை முடிவதற்காகக் காத்திருந்தார்கள்.

மிகவும் நகைச்சுவையான தருணம் நடந்தது எப்போதெனில், அந்த நான்கு வயது சிறு குழந்தை என் கணவரின் பிறழ்வளர்ச்சி கிட்னியைப் (dysplastic kidney) பற்றிக் கேள்விப்பட்டவுடன் வியப்புடன் இவ்வாறு கூறியபோது "திரு, மெக்டொனால்டுக்கு கிட்னி இல்லையா? நல்லது. அப்படியானால் அவர் கழிவறையை பயன்படுத்த வேண்டிய அவசியம் என்றும் இராது. அது மட்டும் அல்லது அவரின் மூத்திரப்பையை வடிகட்டும்போது எல்லாரும் பார்த்து அருவறுப்புக் கொள்ளவேண்டிய வெளிக் கொணர்தலும் இருக்காது - இதைக் கூறியது அந்தக் குழந்தையின் அப்பா."

இந்த விஷயத்தை சாண்ட்ரா சொல்லி முடித்ததும், மிகப்பெரிய சிரிப்பலை எழும்பிக் காற்றில் கலந்தது. அதே சமயம் அவர்கள் மெட்டுசென் (Metuchen) நிலையத்தை நெருங்கி கொண்டிருந்தார்கள்.

"அதிகமாய் ஏமாற்றம் அடைந்த தருணம் எது? என்று கேட்டதின் மூலம் எலிசபெத் மீண்டும் உரையாடல் நூலைக் கையில் எடுத்தாள்.

"என்றாகிலும் ஒரு கணத்தில், ஒரு வேளையில் மருத்துவச் சகோதரத்துவதில் அவநம்பிக்கை கொள்ளும்படி இருந்ததா?" கெய்த் எலிசபெத்தின் கேள்வியுடன் இணைந்து கொண்டாள்.

"மிகவும் ஏமாற்றம் அடைந்த காலகட்டம்" என்று சிந்தனையில் ஆழ்ந்தவாறே சாண்ட்ரா கூறிய போது ரயில் மெட்டுசென் நிலையத்தில் இருந்து புறப்பட்டது. "உண்மையில் அதிகம் ஏமாற்றம் அடைந்தது வால்டர்தான். அவர் தன்னை ஏமாற்றப்பட்டதாக உணர்ந்தார். முப்பது மணி நேரம் வாய் வழியாக உணவு

உட்கொள்ள தடை செய்யப்பட்டு, கடைசியாக உணவியல் வல்லுனரின் ஊழியர் ஒரு இளநீரை கொண்டு வந்து கொடுக்க முனைந்த போது, ஓடி வந்து தடை செய்த செவிலியர்கள், "அவரின் ரத்தத்தில் உள்ள பொட்டாசியம் அளவு அதிகம் என்று பரிசோதனைகள் கூறுகிறது. எனவே. வாழைப்பழங்கள், இளநீர் எல்லாம் கிடையவே கிடையாது. புரிந்ததா?" என்று ரொம்பவும் கண்டிப்பாகக் கூறிய போது, நாங்கள் வாயடைத்துப் போய் ஒருவரை ஒருவர் நோக்கிக் கொண்டோம். அவர் என்னை ஏதாவது செய்யச் சொல்லி மன்றாடுவது போல் தென்பட்டது. ஒரு வேளை நாங்கள் செவிலியரின் பேச்சை தவறாகப் புரிந்து கொண்டோம் போலும். "நீ புரிந்து கொள். சரியா?" என்று கேட்டது கொஞ்சம் கடினம். இதுதான் கைக்கெட்டியது வாய்க்கெட்டவில்லை என்ற பொருள் படும் நிகழ்வு எனக் கொள்ளலாம்."

"மருத்துவச் சகோதரத்துவதில் அவநம்பிக்கை கொண்ட கால கட்டம் என்றால் ம்ம்ம்.... புற்றுநோய் மருத்துவர் திசுத்துயரியல் நிபுணரை (histopathologist) வரச்சொல்லி எங்கள் முன்னிலையிலேயே, "யார் உங்களுக்கு மருத்துவர் பட்டம் வழங்கியது? நுண்ணோக்கி வழியாக திசுக்கள் கொண்ட கண்ணாடி தகடு பார்த்து அறிக்கை தயார் செய்தீரா அல்லது சினிமா படம் பார்த்து அறிக்கை தயார் பண்ணும் வகையிலான போலிப் பட்டம் பெற்றவரா" என்ற ரீதியில் சரமாரியாக வசைமழை பொழிந்தார். "நான் கண்டது என்ன என எனக்குத் தெரியும். ஆனால் உன்னுடைய அறிக்கை அதைப் பிரதிபலிக்கவில்லை" என்றும் கடித்தார்.

"அப்புறம், நம்பிக்கை இழந்த தருணம் என்பது மருத்துவத்துறை பற்றி என்று குறுக்கிக் கூறிவிட

விடமுடியாது. மேல் உலகம் வாழும் கடவும் கூட நம் சந்தேக வளையத்தில் வருகிறார். நம்பிக்கை இழந்து உடைந்த ஒரு கணம் என்பது மருத்துவரின் பதிவாளர் வந்து, "ஸ்டென்ட் தூசுகள் அகற்றுவது கடினம் ஏனெனில் அவைகளை அகற்ற உதவும் நெகிழ்வுத்தன்மை கொண்ட URS - Ureteroscopy கருவி அவர்களிடம் இல்லை என்றும் நெகிழ்வற்ற திடமான கருவியை பயன்படுத்தினால், முதுகெலும்பு பாதிக்கும் அபாயம் உண்டு. எனவே, மூன்று மாதம் கழித்து வாருங்கள்" என்று கூறியபோது நேர்ந்தது."

ரயில் தற்போது மெட்ரோ பூங்காவை அடைந்தது. சிறுநீர்ப்பை புற்றுநோயால் (bladder cancer) அவதிப்படும் தன் தகப்பனாரைப் பராமரிக்கும் மேரி ஓ'பிரையன் அங்கே ரயிலில் ஏறினாள். அனைவரது கவனமும் தற்போது அந்த துரதிஷ்டசாலியான இளம்பெண்ணிடம் நகர்ந்தது.

"ஹாய் மேரி! அனைவரும் ஒட்டுமொத்தக் குரலில் அவளை வரவேற்றனர். "இதுவரை சாண்ட்ரா தன் கணவரைப் பராமரித்த அனுபவத்தை எங்களுடன் பகிர்ந்து கொண்டிருந்தாள். உன் அப்பாவைப் பராமரிக்கும் உனது வாழ்வின் கடினமான தருணங்களில் உனக்கு என்ன அனுபவம் கிடைத்தது என்பதைப் பற்றிய குறிப்புகள் ஏதேனும் நீ இதனுடன் கூட சொல்ல விழைகிறாயா? இங்கே இருக்கும் கெய்த் நாளை ஸ்லோன் கெட்டரிங் (Sloan Kettering) மருத்துவ ஆராய்ச்சி மையத்தில் சிறுநீர்ப்பையின் உட்புறத்தை ஆராய்வதற்கான (Exploratory cystoscopy) பரிசோதனைக்காக நாளை அனுமதிக்கப்படவிருக்கிறான். அவன் கண்டிப்பாக இது பற்றி அந்த பரிசோதனைகள் செய்து வந்தவர்கள், அந்தத் துறைக்கு அதிகம் தொடர்பு உள்ளவர்களிடம் வேண்டிய மட்டும் தகவல் சேகரிக்க பேரார்வமாக இருப்பான்."

"அனைவருக்கும் ஹாய்! ஆம், கண்டிப்பாகக் கூறலாம். ஏன் கூடாது? ஒருவருக்கும் கூட, ஏன் நமது மோசமான எதிரிக்கும் கூட இந்தக் கொடுமை நிகழக் கூடாது. அது மிகவும் கடுமையான ஒரு பயணம். சில சமயங்களில் கரடுமுரடானதும் கூட. ஆனாலும் கடைசியில் எல்லாம் நல்லதாக நடந்து நல்லதாகவே முடியும்," என்று தொடங்கினாள் மேரி. "அதுவும் நாம் நேசிக்கும் ஒருவர் சிங்கத்தின் வாயில் தலையை வைத்திருப்பது போன்றதொரு முற்றிலும் பயங்கரமான உணர்வு - ஒரு டிராகுலா பற்றிய பீதி கூட இதன் தீவிரத்தின் அருகே நெருங்க முடியாது."

"சாவின் பற்களின் விளிம்பில் கொண்டு செல்லும் இந்தப் பயணம் என்று தொடங்கியது என்றால் குளமாக தேங்கிய ரத்தம் அதனுடன் கொஞ்சம் சிறுநீர் சொட்டுக்கள் என அவர் நடக்கும் பாதையில் அனைத்தும் - வண்டிப்பாதை, வண்டி நிறுத்தும் இடம், மின்தூக்கி, வீட்டின் உள் அதன் பிறகு கழிவறை என எல்லா இடங்களிலும் ரத்தத் துளிகள் சிதறிக் கிடந்தபோதுதான். நான் அலறும் அளவு என்னை பயப்படுத்தி விட்டது. நரகம் காலியாகிவிட்டது. சாத்தான்கள் அனைவரும் இங்கே உள்ளது போல் தென்பட்டது."

"அல்ட்ரா கதிர்களின் ஒலிவரை ஸ்கேன் (ultra-sonogram) பரிசோதனை அறை முன் காத்திருக்கும் நேரம் பதட்டமும், மன அழுத்தமும் நம்மை பீடிக்கும். யாரோ கூறினார்கள் அதிர்ச்சியும், பயமும் என்று. அதை எல்லாம் விட மோசமானது. எல்லாவற்றிக்கும் முதலில் நான் கூற நினைக்கும் ஒரு அறிவுரை யாதெனில் அப்படிப்பட்ட சூழ்நிலையில் தள்ளப்பட்ட யாரும் நோயாளியிடம் தான் எவ்வித உணர்வில் -

மன அழுத்தத்திலும் பதற்றத்திலும் இருந்தோம் என்று கூறிவிடக் கூடாது. அடிவயிற்றின் உள்குழி வாயின் வழியாக எம்பிக் குதித்து கட்டறுந்து ஓடத்துடிக்கும். "நாளை வந்து பாருங்கள், தனியாக வாருங்கள். நோயாளியை வீட்டில் விட்டு விட்டு வாருங்கள்" என்றெல்லாம் மருத்துவர் பீடிகை போடும்போது ஏதோ தீவிரமானது போலும், நல்லதிற்கில்லை என்று மனம் கிடந்து துடிக்கும். ஆனால் அந்தப் பயத்தை லகான் இட்டு அடக்கவில்லையெனில், அது உங்களிடம் இருந்து குதித்து அவர் மேல் பற்றிக்கொள்ளும் தன்மை கொண்டது. வீட்டில் உள்ளவர்கள் பதற்றம் அடையாமல் இருக்க, அவர்களுக்குத் தெரியாமல் மளிகைப் பொருட்கள் வாங்க ஒதுக்கும் நேரம் போல வீட்டில் காட்டி மருத்துவரிடம் செல்ல நேரம் ஒதுக்க வேண்டும். நோயாளியின் நோயை அந்த நகரிலேயே முழுதும் குணப்படுத்த முடியாது எனும் அறிவுரையைக் கேட்டு அச்சத்தில் தவித்துத் துடிக்கத்தான் இயலும்.. அதிர்ஷ்டவசமாக, தேவையான அளவு விஷயங்கள் இதில் படித்தாகி விட்டது. "படித்தது" சரியான வார்த்தைப் பிரயோகமா, என்ன? ஏதோ ஒரு சிறுதிரள் சிறுநீர்ப்பையின் வெளிப்புற வடிகாலில் கண்டுபிடிக்கப்பட்டது. எல்லோரும் எல்லாருக்கும் இது பற்றி அறிவிப்புத் தரவேண்டும், நோயாளியான அப்பாவைத் தவிர. என்ன ஒரு முரண்! நோயாளியான அவர் உரிய காலத்தில் அவரின் கூடுதல் கேள்விகளுக்கு அதிகாரப்பூர்வமாக பதில் அளிக்க முடிந்த ஒரு சரியான நிபுணரிடம் இருந்து இந்த விஷயத்தை அறிந்து கொள்ள வேண்டியதுதான்.

இன்னும் சிறிது நேரத்தில் ரயில் அடுத்த நிலையம் நெருங்கி விடும். அவர்கள் அனைவரும் அவர்கள் எங்கே

பயணிக்கிறார்கள் என்று அறிந்து கொள்ள ஒலிபெருக்கி அறிவிப்பை கூர்ந்து கேட்டார்கள். "ரவ்வெ (Rahway) நிலையத்தில் இறங்கும் அனைத்து பயணிகளும் தயாராக இருக்கவும். நடைபாதைக்குச் செல்லும்போது இடையில் உள்ள பிளவை கவனித்துத் தாண்டவும்" என்ற அறிவிப்பு வெளியானது.

"ஆம். உண்மைதான்" சாண்ட்ரா குறுக்கிட்டாள். "கிறிஸ்துமஸ் அன்று கொடுக்கும் ஆச்சரியப் பரிசு போல பலதரப்பட்ட ரகசிய சூழ்ச்சிகள், உத்திகள் கையாண்டு எங்கே செல்வது, எப்படிச் செல்வது என்று முடிவு செய்ய வேண்டியிருக்கும். ஆனால், ஆம், அது நோயாளிக்குத் தெரிய வரும்போது, அது ஒரு விரும்பத்தகாத ஆச்சர்யம்தான்."

அந்த செய்தி அனைவருக்கும் தெரிந்து, திட்டமும் சரியாக தீட்டப்பட்டு முடிந்தது. பல்வேறு யோசனைகளை, மற்ற வழிமுறைகள், ஆபத்துக்கள், நன்மைகள், மாற்றுச் சிகிச்சை வழிமுறைகள் மற்றும் செலவுக்கான ஏற்பாடுகள் என அனைத்தும் அக்கு வேறு ஆணி வேறாக அலசி ஆராயப்பட்டது. ஒவ்வொரு முடிவும் மீண்டும் சில மணி நேரங்களிலேயே மறு பரிசீலனைக்கு உட்படுத்தப்பட்டது ஏனெனில் குழப்பங்களும் நம்பிக்கையின்மையும்தான் எல்லாவற்றையும் விட தலையாய ஆட்சி புரிந்தன.

ஒன்பது மணி நேர அறுவைச் சிகிச்சைக்குப் பின் இருக்க வேண்டி வந்த அந்தப் பத்து நாள் மருத்துவமனை ஜாகையின் போது வீட்டு வேலைகளையும், மருத்துவமனைக் கடமைகளையும் சமாளித்தது ஒரு இமாலய சாதனைதான். உண்மையில், அதை நான் எப்படி சமாளித்தேன் என்பது என் நினைவில் கொள்ள

இயலவில்லை. அவர் தள்ளாடி மெதுவாய் நடை மீண்டும் பழகியது ஒரு குழந்தையை அரவணைத்துக் காத்து நடை பழக்குவது போல் இருந்தது. எப்படி பேசுவது என்பது அடுத்த பிரச்சினை. ஏனெனில் தொடர்ந்து வெளி வரும் வார்த்தைகள் ஒரு உளறல் போல் தெளிவற்று புரியாமல் இருந்தது. "வார்த்தைகள் வரவில்லை. வெறும் காற்றுதான் வருகிறது" என்பதை போல். இருந்தது. அத்தனை என்ன, மனிதன் உருவாக்கிக் கொடுத்த கழிவகற்றும் உபகரணங்களை கையாளுவது பற்றி நன்கு அறிந்து கொள்ளவேண்டிய தேவையும் இருந்தது. நாம் உலகத்தில் உள்ள அனைத்து வகைப் பொறுமைகளையும் கடைபிடித்து, அன்பை மட்டுமே பிழிந்து கொடுத்து, என்றும் நிலைத்திருக்கும் ஒரு புன்னகையை முகத்தில் தவழ விட்டு, வேறு எந்த உணர்வும் காட்டாது இருக்க வேண்டும். ஒத்துக்க கொள்கிறாயா, மேரி?

"ஆம், நீங்கள் சொல்வது முற்றிலும் உண்மை" தொடர்ந்தாள் மேரி. "என் பற்களை சுத்தம் செய்யக் கூட என்னால் முடியாது, ஏதோ என் குழந்தை எனக்காக அழுவதை போல, அல்ல, அல்ல, அவருடைய அன்றாட செயல்களை மீண்டும் புதிதாகக் கற்றுக் கொண்டிருக்கும் என் அப்பா"

"அவர் எப்போதுமே எல்லாச்சுவையும் ஒன்று போலவே இருக்கிறது என்று குறை கூறிக்கொண்டே இருப்பார்- உணவு, தண்ணீர் எல்லாவற்றிலுமே ஒரே மாதிரியான நகராட்சியின் குப்பைத் தொட்டியின் வாசம் வருகிறது என்று கூறுவார். அப்படியானால், அவருக்கு என்ன உணவுதான் அளிப்பது?

ஆனாலும், எப்படியாவது, நல்ல அன்பு வார்த்தைகள் கூறி, எனது மூன்று வயது குழந்தைக்கு ஊட்டுவது போல சாப்பாடு கொடுக்க வேண்டி இருக்கும். திடீரென ஒரு நாள், பல மாதங்களுக்குப் பிறகு, உருளைக்கிழங்கு வறுவல் நன்றாக உள்ளது என்று அவர் கூறியபோது, மனதில் இன்ப வெள்ளம் கரை புரண்டு ஓடியது.

விரைவிலேயே அவர் யார் உதவியும் இன்றி தனியே குளிக்கப் பழகிவிட்டார். தற்போது ஆன்லைனில் வேலை செய்ய விரும்புகிறார். காற்றிலே கரைந்து விட்ட ஸ்கைப் (Skype) எனும் வீடியோ வழி ஆன்லைன் தகவல் பரிமாற்றக் கருவியை தூசு தட்டி எடுத்து அதன் மூலம் எனது சித்தப்பா பெரியப்பா, அத்தைகள் மற்றும் பல உறவினர்களிடமும் உரையாடல் நடத்தத்தலைப்படுகிறார்.

"நீ மனம் வெறுத்துப் போய் எரிச்சலடைந்ததுண்டா?" இதை வினவியது டீன் ஜோன்ஸ்.

மேரி பதிலிறுத்தாள், "என்னை மிகவும் எரிச்சலூட்டிய கணம் என்றால் அது அங்கும் இங்குமாக நான் பதற்றமாக ஒரு டஜன் முறையாவது ஓடிக் கொண்டிருப்பதைக்கண்டும் செவிலியர்நிலைய அறையில் உள்ள அவர்கள் எந்த அசைவுமின்றி அமர்ந்திருப்பது ஆகும். என்னுடைய ஓட்டம், பதட்டம் எல்லாம் என் அப்பாவின் வாந்தி அதுவும் எக்ஸோர்சிஸ்ட் (Exorcist) ஆங்கிலப்படத்தில் வருவது போன்ற பச்சை நிற வஸ்துக்கள் மூன்றாம் நாள் வெளிவந்ததே காரணம். அந்த பச்சை நிற பித்த வாந்திக்குக் (green bilious vomit) காரணம் அவருக்கு வலி குறைய கொடுக்கப்பட்ட ஓப்பியாய்டு -பென்டனில் (opioid-fentanyl) என்ற மருந்து. அவரை அந்த பச்சை நிற வாந்தியில் இருந்து விடுவிக்க இந்த மருந்து

கொடுப்பதைத் தவிர்க்க முடிவு செய்தோம். பச்சை நிற திரவப்பொருள் அவர் வாய் வழியாக மற்ற எல்லாப்பொருட்களுடன் சேர்ந்து வெளிவருவதைப் பார்ப்பது என்பது தாங்கிக்கொள்ளமுடியாத கடினமான ஒன்று.

ரயில் லிண்டெனில் (Linden) நின்ற சமயம், அதுவரை நினைவுகளில் மூழ்கிக் கிடந்த எலிசபெத் திடீரென ஏதோ உளறல் போன்ற தொனியில் வினவினாள், "ஏதேனும் சங்கடம் நிறைந்த சில தருணங்கள் இருந்ததா?" என்று.

மூன்றாம் முறை மருத்துவமனையில் அனுமதிக்கப் பட்டபோது, அங்கே இருந்த செவிலியர் ஜோசஃபின் கண்ணீர் மல்க கூறினார், "மேடம், அடுத்த முறை நாம் சந்திக்கும்வரை உங்களிடம் இருந்து பை சொல்லி விடை பெறுவது ஜூடி. மீண்டும் பார்ப்போம். நாங்கள் ஒரு போதும் இந்த மாதிரி ஒரு வாழ்த்துக் கூறி ஒரு நோயாளி திரும்ப வரச் சொல்லியிருக்கக் கூடாது. ஒருபோதும் கூடாது. என்னை தயை கூர்ந்து மன்னியுங்கள் திருமதி. மெக்டொனால்ட்" என்று தான் சந்தித்த தர்மசங்கடமான நிகழ்வு பற்றி சாண்ட்ரா கூறினாள்.

மேரி தனக்கு நேர்ந்த தர்மசங்கடமான தருணத்தைக் குறிப்பிட்டாள், "என்னுடைய விஷயத்தில் நடந்தது என்னவென்றால், ஒரு செவிலியர் கண்காணிப்பாளர் தான் சிறுகுடல் நுண்துளை வழியாக கழிவுகளை வெளியேற்றும் (stoma with an ileal conduit diversion) அந்த விஷயத்தைப் பற்றி நிறைய படித்திருந்தாலும் நேரில் பார்த்ததில்லை என்று கூறி அவற்றை - நுண்துளை, மூத்திரப்பை மற்றும் அதனுடன் உள்ள மற்ற இணைப்புகளையும் சில புகைப்படங்களும் எடுத்துக்

கொண்டாள். நாங்கள் இந்த புகைப்படங்களை எடுக்க அறுவைச் சிகிச்சை நிபுணர் அறிவுறுத்தி இருக்கக்கூடும் என்று ஊகித்தோம். எனவே, அடுத்த முறை நோயாளியை பரிசோதிக்க வந்த அதிர்ஷ்டக்கட்டையான அந்த மருத்துவரிடம் எங்களிடம் முன் அனுமதி பெறாமல் எப்படி இப்படி ஒரு காரியத்தை செய்ய முடியும் என்று சண்டை போட்டு தர்மசங்கடத்தை ஏற்படுத்தி விட்டோம். உண்மையில் இது பற்றி அவருக்கு எதுவும் தெரியாது."

"ஆமாம் சரிதான்," சாண்ட்ரா இணைந்தாள், "எனக்கும் இந்த நிகழ்ச்சி ஒன்றை ஞாபகப்படுத்துகிறது. ஒருமுறை ஒரு செவிலியர் செயற்கை முறைப்படி சீறுநீர் வெளியேற்றும் மூத்திரப்பையை (urostomy bag) கையாள தனக்கு பழக்கமில்லை என்றும், அதனால் அதை எப்படி மாற்றுவதென்பது அவருக்குத் தெரியாதென்றும் கூறினார். அப்போது அந்த சிறுநீரக மருத்துவர் (urologist) அந்தச்செவிலியரிடம் திருமதி.சாண்ட்ரா மெக்டொனால்ட் இந்த விஷயத்தில் நல்ல கைதேர்ந்த நிபுணர் இப்போது, எனவே அவரிடம் கேட்டுத் தெரிந்து கொள்ளுங்கள் என்றும் கூறினார்."

அந்த சமயத்தில் நியூவார்க்பன்னாட்டு விமானநிலையம் செல்வதற்கான ரயில் நிலையத்தை நாங்கள் நெருங்கிக் கொண்டிருந்தோம். எங்களுக்கான பொழுதுபோக்கு எங்கே கிடைக்கும் என்று ஊகியுங்கள், பார்ப்போம். வேறு எங்கே இருக்க முடியும்? மருத்துவமனைக்கு சொந்தமான உணவு விடுதியில்தான் (cafeteria). கண்டிப்பாக எங்களை ஈர்த்தது பேகல்ஸ் (bagels) எனப்படும் மோதிர வடிவில் உருண்டையாக இருக்கும் அடர்த்தியான ரொட்டி ரோலோ அல்லது டோநட் (doughnut) என்று பெயர் பெற்ற அதே வட்ட வடிவில் இருக்கும் இனிப்பு மாவில்

செய்யப்பட பலகாரமோ அல்ல, ஆனால், ஜாதகங்கள், மருத்துவமனையின் சரிபார்க்கும் இடத்தின் இணைப்புப் பகுதியில் உள்ள ஜெராக்ஸ் இயந்திரம் மூலம் பல நகல்கள் எடுக்கப்பட்டு, அறுவைச்சிகிச்சைக்கு கூடத்தின் எந்த செருகுவாய்க்குள் (slot) பொருத்திக் கொள்ளப் பதிவு செய்ய வேண்டும் என்பதை அங்குள்ள ஜோசியர் தீர்மானித்துக் கூறியவுடன் நோயாளி உடனே முன்பணம் செலுத்த வேண்டும். அதனுடன், அங்குள்ள மருத்துவ சுற்றுலா முகவர் (Medical Tourism Agent) அவர்கள் வேறு ஒரு மருத்துவமனைக்குக் கூட செல்லலாம் ஏனெனில் அந்த இன்னொரு மருத்துவமனையில், காகிதத் துடைப்பான்கள் (paper napkins), சோப்பு, ஷாம்பு, மற்றும் உள்ளங்கை சுத்திகரிப்பான் (palm sanitizer) முழுதும் இலவசமாகக் கிடைப்பதுடன், இன்னமும், நோயாளியுடன் கூட துணை இருக்கும் உதவியாளருக்கு காபியும் இலவசமாகக் கிடைக்கும் என்று ஆலோசனை வழங்குவார்.

அனைவரும் ரயிலை விட்டு நீங்கி “பை, சீக்கிரமே மீண்டும் சந்திப்போம்” என்ற பிரிவுபச்சார வார்த்தைகளைப் பரிமாறியவாறு ரயில் நிலையத்தை விட்டு கலைந்து செல்ல முற்பட்டனர். திடீரென ஏதோ யோசித்தவாறு அவர்கள் அனைவரும் நின்றனர்.

யாருக்குத் தெரியும் அந்த மாதம் எதற்க்காக அர்ப்பணம் செய்யப் பட்டது என்று? யாத்திரை ஆரம்பத்தில் இருந்து கடைசிவரை எதுவுமே பேசாத சாண்ட்ராவின் பேரக்குழந்தைகள் முதல் தடவையாக வாய் திறந்து கூறினார்கள். “அமெரிக்காவில் இந்த மாதம் முழுதும் சிறுநீர்ப்பைப் புற்றுநோய் விழிப்புணர்வு மாதமாக (Bladder Cancer Awareness Month) அனுசரிக்கப்படுகிறது. இந்த

மாதத்தின் இறுதியில் வருவது "உலகத்திற்கு வேண்டாம் புகையிலை நாள்" - World No tobacco Day.

அதனுடன் சாண்ட்ரா உரக்கக்கூவினாள் "வேண்டாம் புகைப்பழக்கம், வாழ்வின் ஒருபோதும், மீண்டும் எப்போதும்"

மேரி அதற்க்கு இணைந்து பதில் கொடுத்தாள், "நீங்கள் அதை ஏற்கனவே மேற்கொண்டிருந்தால், உங்கள் சிறுநீரில் ரத்தம் கலந்து வருகிறதா என்பதைக் கவனமுடன் கண்காணித்து, அப்படி ரத்தத் துளிகளை நீங்கள் காண நேர்ந்தால், உடனே, தாமதம் செய்யாமல் உங்களின் சிறுநீரக மருத்துவ நிபுணரை அணுகுங்கள். அவர் உங்களை ஒரு ஸ்கேன் பரிசோதனைக்கு அனுப்பி, தேவைப்பட்டால், உங்களின் சிறுநீர்ப்பையின் உள்ளே என்ன இருக்கிறது என்பதைக் கண்கூடாக கண்டு உதவவும் செய்வார்."

நாம் இந்த வாசகத்தை, இந்த மாபெரும் செய்தியை உலகெங்கும் பரவச்செய்வோம் - ஆரம்ப நிலையிலேயே கண்டுபிடித்து சரியான சிகிச்சை கொடுக்கப்பட்டால், சிறுநீர்ப்பை புற்றுநோயை கண்டிப்பாகக் குணப்படுத்த முடியும் என்பதை.

வாருங்கள். என்னுடன் சேர்ந்து இதைத் திரும்பக் கூறுங்கள்.

அனைவரும் ஒன்றுபோல் இந்த வாசகங்களைக் குரலெழுப்பிக் கூறினார்கள்

ஆரம்ப நிலையிலேயே கண்டுபிடித்து சரியான சிகிச்சை கொடுக்கப்பட்டால், சிறுநீர்ப்பை புற்றுநோயை கண்டிப்பாகக் குணப்படுத்த முடியும். உங்கள் சிறுநீரில் ரத்தத் துளிகள் கண்டால், உங்கள் மருத்துவரை அணுகத் தாமதிக்காதீர்கள்.

அனைத்துமே அன்பு, மீட்பு, புனர் வாழ்வு பற்றியது

－திரு. நீலகண்ட சிவா

"அன்பெனும் ஆயுதம் போரில் ஏந்தும் யாவருக்கும் மீட்டுத் தரும் அது ஒளிமயமான வாழ்வையும் புனர்ஜென்மத்தையும்"

திரு. நீலகண்ட சிவா, நியூ க்ளியர் (New Clear) இயற்பியலுக்கு ஆதரவு நல்கி, அவரது தொழிலை நியூக்ளியர் இயற்பியலாளர் (Nuclear Physicist) என்றே அறியப்படவேண்டும் என்று நினைப்பவர், அவர் மிகுந்த தன்னம்பிக்கை உடன் கூடிய முயற்சியில் சிறுநீர்ப்பை புற்றுநோயை வெற்றி கண்டவராய்த் திகழ்வதுடன், அவரது சிறுநீர்ப்பை புற்றுநோய்க்கான (bladder cancer) காரணமாக அவரது கடந்த கால வாழ்வில் அவரின் புகைப் பிடிக்கும் பழக்கமே என்பதை எவ்வித ஒளிவு மறைவுமின்றி தொடர்புபடுத்துகிறார். அவரும், அவரது மனைவியும் புற்றுநோய் எனும் கொடிய அரக்கனிடம்.

இருந்து மீண்டு மறுவாழ்வு பெற்றவர்களுக்கு சரியான முறையில் விழிப்புணர்வு தரும் உயர்ந்த சேவைக்கு பேச்சாலும், எழுத்தாலும் தங்களை முழுமையாக அர்பணித்துக் கொண்டதன் விளைவாக, அவர்களின் வரவுக் கணக்கில் தற்போது சுமார் இரண்டு டஜனுக்கும் மேலான புத்தகங்கள் வெளியிடப்பட்டுள்ளன. புற்றுநோயில் அவதியுற்ற கடினமான, காலகட்டங்களில் வார்த்தைகளால் விவரிக்க இயலாத கடும்துயரையும், உடல் உபாதைகளையும் தாண்டி வெற்றிக்கொடி நாட்ட பெரிதும் துணை நின்றது துணைவின் அன்பு கலந்த பிரதிபலன் எதிர்பாராத பராமரிப்பு மட்டுமே. அதனுடன் குழந்தைகளின், பேரக் குழந்தைகளின் கரிசனம் மிகுந்த ஆறுதல் மொழிகள் என்பதை கதையும் கட்டுரையும் கலந்த பாணியில் விவரித்துக் கூறியுள்ளார் திரு. நீலகண்ட சிவா அவர்கள்.

நான் மருத்துவர் ராஜேஸ்வரி. திரு. குப்புசாமி சார் எனது அன்பிற்கும், மதிப்பிற்கும் உரிய நோயாளி. அமெரிக்காவின் MD ஆண்டர்சன் புற்றுநோய் (MD Anderson Cancer Center, Texas) ஆராய்ச்சி மையத்தில் சேர அதே அமெரிக்காவின் ஸ்லோன் கெட்டரிங் (SKI-Sloan Kettering Institute - New York) நிறுவனத்தை விட்டு விலகியதும். அதன்பின் மொத்தமாக அமெரிக்காவையே விட்டுவிட்டு இந்தியா திரும்பியதும் சரியான முடிவா என்று பலமுறை நான் யோசித்துப் பார்த்திருக்கிறேன். மருத்துவர் வசந்த் ரெட்டி அவர்கள் புதிதாக ஒரு பெருநிறுவன மருத்துவமனை ஒன்றை மால்குடியில் தொடங்கினார். மருத்துவனையின் பங்குகளுக்கான

ஆரம்பபொதுவிடுப்புகள் (IPO - Initial Public Offering) சில வாரங்களுக்குள் திறந்தாகிவிடும். நிறுவனர் ஆலோசகர்களான எங்களுக்கு 50 சதவீத தள்ளுபடியுடன் கூடிய பத்தாயிரம் அமெரிக்க டாலருக்கான முகமதிப்பு (Face Value) உள்ள பங்குகளுக்கு உரிமை வழங்கப்பட்டது. விரிவான நெறிமுறைகளைத் தொகுக்கவும், வேலை அட்டவணையை முடிவு செய்யவும் எங்களுக்கு முழுச் சுதந்திரம் தரப்பட்டதுடன், DNB (Diplomate of the National Board) பதிவாளர்களைத் தேர்ந்தெடுக்கவும் எங்களுக்கு உரிமை வழங்கப்பட்டது.

இன்று காலை, ஆழ்ந்த சிந்தனையில் நான் மூழ்கி இருந்தேன். ஏன் நான் ஒரு புற்றுநோய் மருத்துவராக (Oncology) முடிவு செய்தேன் என்று என்னை நானே கேள்வி கேட்டு வியந்துகொண்டிருந்தேன். அதிலும், என்னுடைய மேற்படிப்பான MCh (Master of Surgery) பட்டத்திற்கு நான் சிறுநீரகத்துறையைத் (urology) தேர்ந்தெடுத்தது மிகவும் புதிரானது. ஒருவேளை, இந்தத்துறையில்தான் மருத்துவ மேலாண்மை அறிவையும், அறுவைச் சிகிச்சைத் திறமைகளையும் ஒருங்கிணைத்துப் பயன்படுத்தி நன்மைகள் புரிய ஏதுவான விசேஷத்துறை என்பதால் கூட இருக்கலாம். அல்லால், என்னுடைய பாட்டனார் தனக்கு வந்த ப்ராஸ்டேட் புற்றுநோய்க்கு அடிபணிந்து தன் உயிரை இழந்த உண்மையான காரணம் கூட என்னுடைய சீறுநீரகப் புற்றுநோய் மருத்துவர் (uro-oncologist) என்ற பட்டத்திற்கு ஒரு உந்துசக்தியாய் இருந்திருக்கக் கூடுமோ, என்னவோ?

மால்குடி மருத்துவ நிறுவனத்தில் என்னுடைய ஆறுவருட காலம் மிகவும் விமரிசையாகக் கழிந்தது.

மேற்படிப்புக்கான நீட் (NEET - PG) எனக்கு ஒரு தென்றலாய்த்தான் இருந்தது. 80 சதவீதக் கேள்விகள் நான் நன்கு வல்லமை பெற்றிருந்த 20 சதவீதப் பாடத்திட்டத்தில் இருந்தே கேட்கப்பட்டது. பெரும்பான்மையான மருத்துவர்களால் மூன்றில் ஒரு பங்கு கேள்விகளுக்கு கூட சரியான விடை அளிக்க இயலவில்லை.

திடீரென ஒரு குரல் எனக்குக் கேட்டது. "குட் மார்னிங் டாக்டர். நான் உள்ளே வரலாமா?" அந்தக் குரலுக்குச் சொந்தக்காரர் வெள்ளையைவிட அதிகம் பழுப்பு நிறத்தில் இருந்த ஒரு வேட்டியும், ஒரு குர்தாவை அங்கியாகவும் அணிந்திருந்த 75 வயது முதியவர்,

அந்த வயதான முதியவர் தனது கடந்த ஒரு மாத காலத்திற்க்கான, பீட்டூரியா என்று அவர் கருதிய நிகழ்வுகளின் வரலாற்றைச் சமர்ப்பித்தார். ஒரு நாள் அவர் காலை உணவுக்காக பீட்ரூட் சாலட் சாப்பிட்டு இருப்பார் போலும். அவரது சிறுநீர் காரட் நிறத்தில் கழிந்திருக்கிறது. தனிஒரு முதியவராக அவர் வாழ்ந்து வந்ததால், அதைப் பெரிதாக அவர் பொருட்படுத்தவில்லை. இரண்டு வாரங்கள் கழித்து மீண்டும் அந்த பீட்ரூட் அவரை தொந்திரவு செய்யத் தொடங்கி உள்ளது. இந்த முறை அது தக்காளி சூப் மாதிரி தென்பட்டது. அவர் கண்கள் சிவப்பானதற்குக் காரணம் இரவு முழுதும் உறங்காமல் கண்விழித்ததே என்று கருதினார். வெஸ்ட் இண்டீஸ் உடன் நடந்த கிரிக்கெட் போட்டியை அவர் பார்த்துக் கொண்டு இருந்தார் எனக் கூறினார்.

ஆனால் இன்று உண்மையில் வியாகூலத்துடனும், பதட்டத்துடனும் கூறினார் "நான் வெளியேற்றியது

காபியின் டிகாஷன் டாக்டர்" என்று கூறி கண்ணீர் வடித்தார்.

நான் எனக்கே உரித்தான பாணியில் அவரை அமைதியாக இருக்கும்படி கூறிவிட்டு, கூகுளைப் பார்த்து வியாதி பற்றி பெரிதாகத் தெரிந்து கொண்டதாகக் கருதி இங்கே வந்து புலம்பும் நோயாளிகளை நான் ஏற்க விரும்புவதில்லை என்று தெளிவாக உரைத்தேன். தான் கூகிளின் எந்த மருத்துவ விஷயங்களையும் தெரிந்துகொள்ளவில்லை என்று எனக்கு உறுதி அளித்தார்.

அவர் தனது ஜோல்னாப் பையுனுள் கைவிட்டு துழாவி அமெரிக்காவின் கலி:போர்னியாவில் உள்ள கிளென் (Glenn's Urologic Surgery) மருத்துவமனையின் சிறுநீர்ப்பை அறுவைச் சிகிச்சைக்கான அறிக்கையின் ஒரு நகலை வெளியே எடுத்தார். என் புருவங்கள் தானாக உயர்ந்தன. மேலும் துழாவி, காம்ப்பெல் மற்றும் வால்ஷ் எழுதிய கிளினிகல் யூராலஜி (Clinical Urology by Campbel & Walsh) புத்தகத்தைக் கையில் எடுத்தார். மேலும் அந்தப் பையில் இருந்து என்ன வருகிறது என்று தெரிந்து கொள்ள நான் ஆர்வத்துடன் எழுந்தேன். அடுத்தது ஷெர்லோக்கின் GI செக்ரீசன்ஸ் (GI Secretions by Sherlock) பார்த்தவுடன் எனது நாக்கு மேலண்ணத்தில் ஒட்டிக் கொண்டது.

இந்தமுறை கழிவறைக்கு செல்லவேண்டியது என்னுடைய முறை ஆயிற்று. "ஒன்றும் அறியாத அப்பாவிகளாய் அல்லது தவறான அறிவுகொண்டு வரும் நோயாளிகளின் காலம் முடிவுக்கு வந்துவிட்டது போலும்" எனக்கு நானே கூறிக் கொண்டேன்.

திரும்பி வந்தவுடன், ஒன்றும் அறியாத நோயாளிகளுக்குச் சொல்லும் ஆரம்பச் சிறுகுறிப்புரையில் இருந்து விலகி, நேராக முக்கிய விசயத்திற்குள் நுழைந்தேன். "நாம் ஒரு USG -KUB (வயிற்றுப் பகுதி ஸ்கேன்) செய்வோம். அதைத்தொடந்து ஒரு TURBT (மாதிரியை சுரண்டி எடுத்து உயிர்திசுப் பரிசோதனைக்கு (biopsy) அனுப்புதல்) செய்து பாப்போம். இதற்கிடையில், முதலாம் மாடியில் MOT (சிறிய அறுவைச் சிகிச்சைக் கூடம் - Minor Operation Theatre) அருகே உள்ள மயக்க மருந்து நிபுணரைச் (anesthesiologist) சந்தியுங்கள். அவர் உங்களைப் பரிசோதித்த பிறகு, இருதய நோய் நிபுணரிடம் (Cardiologist) அனுமதி பெற அனுப்புவார்."

அவர் நகர்ந்து செல்லவும், நான் ஒரு நல்ல பெருமூச்சு எடுத்துக் கொண்டேன். நல்ல விஷயஞானம் உள்ள நோயாளிகளுடன் வேலை செய்வது வரப்போகும் காலத்தில் விரும்பத் தகுந்த சூழ்நிலை.

அடுத்த நாள் எனக்கு மயக்கமருத்துத் துறையில் இருந்து அழைப்பு வந்தது. "குட் மார்னிங் டாக்டர்! நான் கூறப்போவது திரு. குப்புசாமி அவர்களைப் பற்றி. அவரது கழுத்து மிருதுவாக இல்லை. JVD (அதிகரிக்கப்பட்ட மத்திய நரம்பு அழுத்தம்) உள்ளது போல் தெரிகிறது. அவரது வயிறு மென்மையாக உள்ளது. அவருக்கு சமீப காலத்தில் TIA (transient ischemic attack) ஓர் சிறிய அளவிலான பக்கவாதம் வந்த வரலாறு உள்ளதாக அவர் கூறுகிறார். நரம்பியல் துறையில் அவரின் கழுத்துப்பகுதி கரோட்டிட் தமனிகளுக்கான கரோட்டிட் டாப்ளர் (Carotid Doppler) பரிசோதனை நடத்தி அவர்கள் அனுமதி கொடுக்கும்வரை நான் அவருக்கு பொதுமயக்கமருந்து விதிமுறைகளின் கீழ் அறுவைச்சிகிச்சை செய்ய அனுமதி

கொடுக்க இயலாது. நான் நரம்பியல் துறைக்கு ஒரு குறிப்பு எழுதியுள்ளேன். அவரது காற்றுக்குழாய்கள் நல்ல நிலையில் உள்ளது. முன்தொண்டை (oropharynx) ரோஜா வண்ணத்தில் உள்ளது. அவரின் இருதயம் சராசரியான துடிப்பில் உள்ளது. RRR - S1 S2. ரத்தம் உறைந்த கட்டிகள் (DVT) மற்றும் கால்களின் கீழ் திரவம் தேங்கி (pedal edema) நிற்பதும் இல்லை. அவரின் நகப்படுகையும் ரோஜா வண்ணத்தில் உள்ளது.

ரேடியோகதிர்கள்துறை அதற்க்கு முன்னதாவே கூப்பிட்டு திரு. குப்புசாமியின் சிறுநீர்ப்பையின் வடிகால் அருகே சிறுதிரளாக ஒரு வளர்ச்சி இருப்பதை உறுதிபடுத்தினார்கள். அவரின் ஒரு கிட்னி பல நீர்க்கட்டிகள் (multiple cysts) கொண்டுள்ளது.. சிறியதாக இருந்தாலும் புறக்கணிக்க முடியாததாக இருந்தது. மற்றும் பழைய TURP (அறுவைச் சிகிச்சை செய்த) அடையாளங்களும் உண்டு.

ஊப்ஸ்! இந்தக் கதை என்னைப்பற்றியது அல்லவே! நான் ஒரு குறிப்பிட்ட தொலைக்காட்சிக் குழுவை திரு மற்றும் திருமதி. குப்புசாமியை அழைத்து இந்த மாத இறுதியில் பேட்டி காண பரிந்துரை செய்திருந்தேன்.

அந்த நாள் உலக அளவில் “வேண்டாம் புகையிலை நாள் - No Tobacco Day” அதாவது மே மாதம் 31-ம் நாள். பல தொலைக்காட்சி நிலையங்களும் தங்களின் சானலில் புற்றுநோய் பற்றிய விழிப்புணர்வு நிகழ்ச்சிகளை, பிரபலமான புற்றுநோய் நிபுணர்களின் பேட்டிகளை ஒளிபரப்பிக் கொண்டிருந்தன. மெட்-தொலைக்காட்சி மாற்றுச் சிந்தனையுடன் புற்றுநோயை வெற்றி கண்ட ஒரு மாவீரரையும், அவருடன் கரம் கோர்த்து துணை

நின்ற அவரது மனைவியையும் பேட்டி எடுத்து ஒளிபரப்ப முடிவு செய்தார்கள். அத்துடன், அவர்களின் கருத்தும் எப்போதும் சொல்வது போன்ற வழக்கமான "புகை பிடிக்காதீர்கள். சுய பரிசோதனையின் முக்கியத்துவம், உங்கள் வாழ்க்கை முறையை மாற்றுங்கள் அல்லது முனைவற்ற புகைப்பிடித்தல் உங்களை துணைவிக்கும், குழந்தைகளுக்கும் நல்லது அல்ல" போன்று அல்லாமல் வித்தியாசமாக இருந்தது. அந்த நகரின் மிகப் பிரபலமான தம்பதியினர் திரு. குப்புசாமி மற்றும் பிரமீளா. அவர்களின் புகழுக்கு காரணம் யாதெனில் புற்றுநோயிலிருந்து திரு. குப்புசாமி மீண்டு வந்த வெற்றியை பல விளக்கவுரைகள் மூலமாகவும், புற்றுநோயை வெற்றிகண்ட மாவீராக அவர் நிற்க, அவரின் அன்புப்பராமரிப்பாளரான அவரது மனைவியின் துணையுடன் அவர்களுக்கு நேர்ந்த சோதனைகள் பற்றியும், அவற்றை சமாளித்து வென்றெடுத்த விதத்தையும் வைத்து எழுதிய "புற்றுநோயை வெற்றி கண்ட மாவீரனை எண்ணங்கள் ஆட்கொண்டபோது" என்ற தலைப்பிலான புத்தகம் மூலமாகவும், பல புற்றுநோயாளிகள் புனர்வாழ்வு பெறக் கைகொடுத்த காரணத்தினால்தான். அந்தப் பேட்டியின் முக்கிய அங்கமாக அன்பு என்ற விஷயமும், எவ்வாறு அன்பும், பரிவும், நேசமும் ஆயுதங்களாக மாறி அவர்களின் புற்றுநோய்க்கு எதிரான யுத்தத்தில் அவர்களைக் காத்து ரட்சித்தது என்பது பற்றியே அமைந்தது.

இவ்வாறாக கடைசியில் அது நடந்து, ஏவிஎம் ஸ்டுடியோவின் தலைவாயிலுள் நுழையும்போது ஷேக்ஸ்பியர் எழுதிய ஐந்தாம் ஹென்றி (Henry V)

நாடகத்தில் வரும் கேண்டர்பரியின் பேராயருக்கும் (Archibishop of Canterbury) ஈலியின் பிஷப்புக்கும் (Bishop of Ely) இடையே நடக்கும் சம்பாஷணை குப்புசாமிக்கு ஏனோ நினைவுக்கு வந்தது.

"The strawberry grows underneath the nettle,
And wholesome berries thrive and ripen best
Neighbored by fruit of baser quality;

இதன் பொருளானது ஸ்ட்ராபெரி (strawberry) எனும் இனிப்புச் சுவை கொண்ட அரிய கனி தரும் செடியானது நெட்டில் செடி (nettle plant) எனப்படும் உடல் அரிப்பு போன்ற தீய விளைவை உண்டுபண்ணும் தரம் தாழ்ந்த களைபோன்றதொரு செடியின் கீழ் வளர்ந்தாலும், ஸ்ட்ராபெரியின் கனிகளோ செழித்து வளர்ந்து சிறந்த கனிகளைத் தரும். உண்மையில் தரம் குறைந்த மலிவான செடி அருகினில் உயர்வகை கனிகள் காய்த்துக் குலுங்கும்.

இந்த கவிதை வரிகளின் பொருள் போலவே, கொஞ்சம் அனுமானித்து நோக்குகையில், அன்பு எனும் உயர்வகையான அதே சமயம் கொஞ்சம் மழுப்பலான உணர்வும் அப்படியேதான். அன்பு உண்மையில் ஒரு அற்புதமான விஷயம். வாழ்க்கையை ரசித்து வாழ இயற்கையின் வழியில் வந்த மகத்தான காரணம் அது. மேலும் அன்பு செழித்து வளர்வது கடும் சோதனைகளால்அது பரீட்சிக்கப்படும் பொழுதுதான். மிகவும் தீங்கற்ற ஒரு உணர்வாக சிறு குழந்தையின் மழலை போன்றே தொடங்கி, குழந்தை செய்யும் அனைத்தையும் ரசிப்பது போல் இருக்கும். குழந்தையின்

குறைபாடுகளைப் புறந்தள்ளி, நற்குணத்தை மட்டும் ஆதரிப்பது போலவே நோயாளியின் முயற்சிகளையும், தோல்விகளையும் சரிசமமாகப் பார்ப்பதே அன்பு என்பதைக் குறித்துக் கொள்ளுங்கள்.

முன்னேற்பாடுகள் முடிந்து கேமரா கண்கள் உற்று நோக்கி" லைட்ஸ் ஆன், கேமரா ஆக்சன்" போன்ற மரபு தொடங்கலுக்குப் பின் குப்புசாமி பேச ஆரம்பித்தார். "எனக்குத் தெரியவில்லை இதற்க்கு முன் இதைக் கேட்டுள்ளீர்களா என்று"

அந்த மூன்று வயதுக் குழந்தை உரக்கக் கூவியது,.

"பிளா பிளா பிரிட் ஷிப், என் புல் உனக்கு கிடைத்ததா?

அந்த முதல் பருவத்தில் அன்பு என்பது எல்லாமே அரவணைப்பும், குழந்தையின் புதுமையான படைப்பாற்றல் பற்றிய புகழுரையாகவும்தான் இருக்கும். இந்தப் பருவத்தில் எத்தனை முட்டாள்தனமாக அவர்கள் நடந்தாலும் அதை மனத்தடுமாற்றம் என்று விலக்கிவிட முடியாது.

ஆனால் பிறகு ஒரு நாள், அன்பு நிறைய கோரிக்கைகளை முன்வைக்க ஆரம்பிக்கும். முதல் கொஞ்ச காலம் வெறும் தோற்றம் முன்னிலை பெறும். அதன் பிறகு வரும் காலத்தில் உணர்வுகள், பொதுத்தன்மைகள் மற்றும் இணக்கத்தன்மை இருத்தல் அல்லது குறைபாடு எல்லாவற்றுக்கும் மேல் தனக்கு மட்டுமே சொந்தம் என்று அன்பு பொறாமையில் ஆட்சி புரியும். அதன் பின் பழகப் பழகப் பாலும் புளிக்கும் என்ற பழமொழியின் உண்மை புரியும் வரை அருகாமையில் இருத்தல் அத்தியாவசியமாகிறது அன்பில்.

நினைவில் கொள்ளுங்கள்.....

"இளமை ஊறு விளைவிக்கும், நடுத்தர வயது சேமித்து வைக்கும், முதுமை காத்து ரட்சிக்கும்"

–கூறியவர் மார்ட்டின் H பிஷெர்

அத்துடன் இதையும் நினைவுகூறுங்கள்.

"முதுமை அடைவதில் எந்தப் பகுதி மிகச் சிறந்தது? உனக்கு வேண்டியமட்டும் நீ உல்லாசமாக இருக்கலாம் ஏனெனில் நீ இப்போது தீங்கற்றவனாகிவிட்டாய்"

–கூறியவர் லிஸ் ஸ்மித்

இறுதியாக, நீண்டு நிலைத்து நிற்கும் அன்பு என்பது இருவரின் கூட்டுச் சார்பெனும் அஸ்திவாரம் மேல் கட்டப்படுகிறது என்பதை அறிந்துகொள்ள முடிகிறது. தனியாக சுதந்திரமாக இருக்க வேண்டும் என்ற தாகம் கொண்டிருப்பதும், தனி மனித ஆராதனையும் ஒருபோதும் நிலைத்து நிற்கும் ஒரு பலமான தாங்கும் சக்தி கொண்ட பாலத்தை உருவாக்க முடியாது.

கடந்த 75 வருட காலத்தில் அவர் வாழ்க்கையில் அவர் எதையெல்லாம் கடந்து வந்தார் என்று குப்புசாமி தன் நினைவுகளை கொஞ்சம் அசை போட்டார். அவரது சிறுநீரில் இருந்த ரத்தம் சிறுநீர்ப்பை புற்றுநோய் என்று கண்டுபிடிக்க வழி வகுத்தது. மேலும், பரிசோதனைகளின் முடிவில், அவரது சிறுநீர்ப்பை மட்டும் அல்லாது ப்ரோஸ்டேட் கூட காப்பாற்ற இயலாது என்று உணர முடிந்தது. அதற்கான அறுவைச் சிகிச்சையின் போது

அவருடைய ஒரு கிட்னி வேலை செய்வதில்லை என்றும் அவர்க்குக் கூறப்பட்டது.

அவரின் சிறுநீர்ப்பை அவரிடம் இருந்து மனித உறுப்புக்கழிவாக அகற்றப்பட்டு குப்பைக் கூடையில் எறியப்பட்ட அந்த நாளை அவர் நினைவு கூர்ந்தார். வீட்டில் உள்ள அனைவரும் இரவுச் சாப்பாட்டை விரைவாக முடித்தார்கள். அவர்களின் இரு பேரக் குழந்தைகள் - 5 வயது ஆண் குழந்தையும், 8 வயது பெண் குழந்தையும் - ஸ்கைப் அழைப்பில் அவர்களுடன் பேசுவதற்கான நேரம் அது.

அவர்களின் பேத்தி கிருத்திகாவுக்கு மிகுந்த பச்சாதாபம் தன் தாத்தாவின் மேல்.

"உங்களுக்காக நான் ஒரு பாட்டு பாடட்டுமா, தாத்தா, என்னுடைய சொந்தப் பாடல்?"

"கண்டிப்பாய் தங்கமே!"

கிருத்திகா அவள் பாடலைப் பாட ஆரம்பித்தாள்.

"ஓ, என் அன்புத் தாத்தாவே! எனக்காக நீ கண்ணீர் சிந்தாதே!
என் முட்டியில் போட்ட கட்டுடன் ஓடி நான் வருவேன் பூனாவில் இருந்து
கால்ச்சட்டையும் ஜீன்ஸும் நீ போடாவிடில்தான் என்ன,
ஒட்டி உறவாடும் உன் இடுப்புப் பையுடன்
ஊட்டிக்கு அழைத்துச் செல்வோம் மகிழ்வுந்தில் நாங்கள் உன்னை"

"ஆஹா! எத்துணை அற்புதமான பாட்டு. நீயே இதை எழுதிப் பாடினாயா? உன் பாடல் கேட்டு நான் மனம் குளிர்ந்தேன்"

"ஆமாம் தாத்தா. நானே அனைத்தையும் செய்தேன்"

"எந்த பாட்டைத் தழுவி இதை எழுதினாய்?"

"ஓ சூசன்னா, எனக்காக நீ கலங்காதே என்ற பாடலில் இருந்து"

இதற்கிடையில் அந்த குட்டிப்பையன் தாத்தா என்றாவது தன் வாழ்வில் டைனோசர் பார்த்து இருக்கிறாரா என்று விசாரணை நடத்தினான். அவனைப் பொறுத்தவரை தாத்தாவின் குழந்தைப் பருவ காலத்தில் டைனோசர் வாழ்ந்திருக்கக்கூடும் என்பது அவன் கணிப்பு. "நீங்கள் டைனோசர் பற்றி மறந்து இருந்தாலும் பரவாயில்லை தாத்தா! என்னிடம் பொம்மை டைனோசர்கள் இருக்கின்றன. நான் அதை உங்களுக்குக் காட்டுகிறேன்"

இதுவே பேரக்குழந்தைகளுக்கு தாத்தாவின் மேல் இருக்கும் அன்பின், அவரது நோயினால் புத்துயிர் கொடுக்கப்பட்ட பரிவின் வெளிப்பாடு. அந்தப் பெண் குழந்தை தன் காலின் முட்டியில் ஆன காயத்தைப் பொருட்படுத்தாது, தாத்தாவை மகிழ்ச்சிப் படுத்த அவருக்கு புது இடங்கள் சுற்றிக் காட்ட ஊரை விட்டு வெளியூர், ஊட்டிக்கு அழைத்துச் செல்ல ஒரு துடிப்பு.

அந்தச் சிறு பெண் குழந்தை பெரிதும் ஆதங்கப் பட்டது "ஐயோ பாவம் தாத்தா! அவருக்கு கிட்னி இப்போது இல்லை. ஆனால், வாவ்! அவர் ரெஸ்ட்ரூம் போக வேண்டிய தேவையே இனி இராது"

"ஆனால் என் மனைவி என்றும் அவள் முகத்தில் நிலைத்து நிற்கும் ஒரு புன்னகையோடு, மாறி மாறி நடந்த அறுவைச் சிகிச்சைகளின் போதும், திரும்ப நடை பழகிய போதும், பற்களை சுத்தம் செய்தல் முதல் குழந்தைக்கு உணவு ஊட்டுவது போல உணவு கொடுக்கும் போதும், வாயில் இருந்து காற்று மட்டுமே வந்து பேசமுடியாமல் தவித்து பேசுவதற்காகப் பழகியபோதும், சிறுநீர்ப் பையைக் கையாளப் படித்த போதும், வயிற்றின் நடுப்பகுதியில், தொப்புளின் மேலாக வலது புறத்தில் இருந்து சிறுநீர் வந்து இடுப்பில் உள்ள செயற்கை சிறுநீர்ப் பையில் வந்து விழுவதை பார்த்துப் பழகியபோதும் சரி அவள் என்னை விட்டு ஒருபோதும் நீங்கவே இல்லை."

"இந்தக் கட்டத்தில்தான் தசைகளின் மீதான மோகம் தாண்டி உண்மையான காதலின் உச்சம் உள்ளது என நான் அடித்துக் கூறுவேன்" குப்புசாமி மீண்டும் வலியுறுத்திக் கூறினார்.

அவர் தன் ஹாட் இருக்கையை விட்டு எழுந்ததும், உண்மையான கதாநாயகி அவரது மனைவி பிரமீளா அந்த இடத்திற்கு வந்தார்கள். அவர் முதலில் தன் குழந்தைப்பருவம் பற்றி அறிமுகப் படுத்திவிட்டு, பின்னர் எப்படி அவர் திருமதி. பிரமீளா குப்புசாமி ஆனார் என்று விவரிக்க ஆரம்பித்தார்.

என்னுடைய இளமைப் பருவத்தில், நான் ஒரு பாரம்பரியமும், பண்பாடும் ஒருங்கே அமைந்த ஒரு கிராமப்புற பெண்ணாக இருந்தேன். இந்தியா சிமெண்ட் தொழிற்சாலை அமைந்துள்ள நகரில் அங்கே வேலை பார்க்கும் வியாபார நிர்வாகிக்கு மகளாகப் பிறந்து அங்குள்ள ஹவுசிங் காலனிகளில் முதலில் தாழையூத்து,

பின்னர் சங்கரி துர்கம், சேலம் மாவட்டம் என வளர்ந்தேன். அங்குள்ள உள்ளூர் பஞ்சாயத்து யூனியன் பள்ளியில் என் படிப்பை முடித்தேன்.

அப்போது, திடீரென, பெரும்பான்மைக் குழந்தைகளின் புத்தகத்தில் வருவது போல, தூரத்து தேசமான மும்பையில் இருந்து ஒரு அழகான இளவரசன் வந்து சேர்ந்தார். அந்தக் காலத்தில் எல்லாம் விமானத்தில் பயணிப்பது என்பது பர்சில் பணம் அதிகம் வைத்திருக்கும் மனிதர்களால் மட்டுமே முடியும். அவர் ஆகாய மார்க்கமாக வந்தது நங்கள் சந்தித்தது எங்கள் திருமணத்தில் முடிந்ததுடன், உடனடியாக மும்பைக்கு ஏற்றுமதியும் செய்யப்பட்டேன். அங்கே ஒத்துபோய் வாழ்வது எனக்கு மிகக்கடினமாக இருந்தது ஏனெனில் எனக்கு அவர்கள் பாஷை புரியாதது போலவே அவர்களுக்கும் என்னுடைய வெளிப்பாடுகளும் விளங்கவே இல்லை. இப்படியாக என்னுடைய வாழ்வை ஒரு நியூக்ளியர் விஞ்ஞானியின் மனைவியாக ஆரம்பித்தேன்.

கணவனும் மனைவியும் புரிந்து கொண்டு ஒருவரை ஒருவர் நேசிக்கும் காலகட்டமே இல்வாழ்க்கையின் முதல் கட்டமாக அமைந்து பின் வரும் அனைத்து நிலைகளுக்கும் சரியான பாதை வகுக்கும் வேலையைச் செய்கிறது. நாங்கள் இளம் தம்பதிகளாக இருந்த காலகட்டம், மறந்து விடாதீர்கள், உடனடி தொடர்புக்கு உதவும் சாதனங்கள் இல்லாத காலம். உண்மையில் அப்போது ஒரு சாதாரண தொலைபேசி அழைப்பு கூட சாத்தியம் இல்லை. தொலைபேசி என்பதே அதிசயமாகவும், ஆடம்பரமாகவும் இருந்த காலகட்டம். அவர் வீட்டிலோ அல்லது என் வீட்டிலோ தொலைபேசி வைத்துக் கொள்ளும் அளவு வசதி இல்லை. தபால் நிலையத்தில் முன்னதாகவே

அழைப்பு பதிவு செய்து பேசவேண்டும். ஒரு ட்ரங்க் கால் பதிவு முதலில் செய்து விட்டு, வேறு ஏதேனும் வேலைகள் இருந்தால் பார்த்து விட்டு, பின் அழைப்பு வரும் நேரம் பார்த்து திரும்ப தபால் நிலையம் சென்று பேச வேண்டும். ஒருவேளை அது ஆணுக்கு கஷ்டம் இல்லாததாகக் கூட இருக்கலாம். ஆனால் பெண்ணுக்கு அது பிரம்ம பிரயத்தனம் ஆகிவிடும்.

பிரமீளா தொடர்ந்தார்கள் "என் குழந்தைகளை ஈன்றெடுக்க மட்டுமே நான் மருத்துவமனை சென்றிருக்கிறேன். முதன் முதலாக என் கணவரின் அல்ட்ரா ஒலிக் கதிர்கள் ஸ்கேன் பரிசோதனைக்காக வெளியே காத்திருந்தது கொஞ்சம் பதட்டம் மிகுந்த தருணம்தான். ஒரு அறிவுரை யாதெனில் அப்படிப்பட்ட சூழ்நிலையில் தள்ளப்பட்ட யாரும் நோயாளியிடம் தான் எவ்வித உணர்வில் - மன அழுத்தத்திலும் பதற்றத்திலும் இருந்தோம் என்று கூறிவிடக் கூடாது. அடிவயிற்றின் உள்குழி வாயின் வழியாக எம்பிக் குதித்து கட்டறுந்து ஓடத்துடிக்கும், "நாளை வந்து பாருங்கள், தனியாக வாருங்கள். நோயாளியை வீட்டில் விட்டு விட்டு வாருங்கள்" என்றெல்லாம் மருத்துவர் பீடிகை போடும்போது. நல்லதிற்கில்லை என்று மனம் கிடந்து துடிக்கும். ஆனால் அந்தப் பயத்தை லகான் இட்டு அடக்கவில்லையெனில், அது உங்களிடம் இருந்து குதித்து அவர் மேல் பற்றிக்கொள்ளும் தன்மை கொண்டது. நான் மிகுந்த கவனத்துடன் இருக்கவேண்டி இருந்தது. மருத்துவரைச் சந்திக்க செல்லும் நேரத்தை, மளிகைப் பொருட்கள் வாங்கச்செல்லும் நேரத்துடன் சேர்த்தி வீட்டில் யாருக்கும் சந்தேகம் எழாதவாறு பார்த்துக் கொள்ளவேண்டும். நோயாளியின் நோயை

அந்த நகரிலேயே முழுதும் குணப்படுத்த முடியாது எனும் அறிவுரையைக் கேட்டு நான் உண்மையிலேயே கடும் அச்சத்துடன் செய்வதறியாது திகைத்தேன்.

முதல்முறை மருத்துவமனை சென்றபோது, இன்னும் சிறிது காலம் மட்டுமே வாழமுடியும் என்றிருப்பவர்கள், நோயின் முடிவுக்கட்டத்தில் அழுந்திக் கொண்டிருப்பவர்கள் என பல்வேறு விதமான புற்று நோயாளிகளைக் கண்டார். இன்னும் சில ஆண்டுகள் ஜீவித்திருக்க முடியும் என்ற வாய்ப்பு உள்ளவர்கள், வெகுசீக்கிரமே நோய்க்குப் பலியாவதும், இறுதிக்கட்டத்தை நெருங்கி நாளை எண்ணிக் கொண்டிருப்பவர்கள் அனைத்து யூகங்களையும் பொய்யாக்கிவிட்டு, புது வாழ்வு பெற்று நாட்களைத் தொடர்வதும் என பல முரண்கள் இந்தப் புற்றுநோயைப் பொறுத்தவரை தவிர்க்க முடியாதது. பெரும்பாலும், புற்றுநோய்க்கு இரையாவதும், அதை வெற்றி கண்டு எப்போதும் போல் வாழ்வைத் தொடரலும், எவ்வளவு விரைவாக அந்த நோய்க்கான அறிகுறிகள் கண்டுபிடிக்கப்பட்டது என்பதை பொறுத்து அமைகிறது. இவையெல்லாம் தெளிவாக அதிகம் கண்டுகொள்ள முடிந்தவைகள் அல்ல. ஜீவித்திருப்பதும், தான் மருத்துவ உதவி தேவைப்படும் ஒரு புற்றுநோயாளி என்பதையும் உங்களின் நெருங்கிய சொந்தங்களுக்கும் பந்தங்களுக்கு வெளிப்படையாக எடுத்துரைப்பதில் தவறேதும் இல்லை. அப்படிப்பட்ட தொடர்பு இல்லையெனில் திரும்ப வரவே இயலாத ஒரு தனி உலகுக்கு வெகு விரைவில் செல்ல நேரிடும்.

உங்கள் உடலில் திடீரெனத் தோன்றும் சந்தேகத்துக்குரிய வித்தியாசமான மாற்றங்களை மறைத்து வைக்கிறீர்களா? கட்டிகளை, யாருக்கும் தெரியாமல் அமைதியாய் தண்ணீர்

பீய்ச்சி மறைக்கும் சிறுநீரில் தென்படும் சிவப்பு அல்லது ரோஜா வண்ண நிறத்தை, அல்லது வழக்கத்துக்கு மாறான கருத்தபழுப்பு நிறம் கொண்ட கழிவுகளை எல்லாம் அலட்சியப்படுத்துகிறீர்களா?

ஒரு பொது மருத்துவர் ஒரு புற்று நோய் மருத்துவரைச் சென்று காண பரிந்துரை செய்தால், ஒருவர் வழக்கமாய் என்ன செய்வார்? அவரின் பரிந்துரையை தூர வீசிவிட்டு கண்டுகொள்ளாமல் சென்று விடுவார். ஏன் அவளோ அல்லது அவனோ அப்படிச் செய்கிறார்கள்? அது ஒரு சமுதாயக்களங்கம் என்ற அஞ்சுகிறார்களா? அல்லது தனது குடும்பத்தாரை பயப்படச் செய்யக் கூடாது என்ற எண்ணமா? அல்லது ரகசியத்திற்கு முதன்மைக் காரணமாக குறுகிய காலத்தில் பல லட்சம் ரூபாய்கள் புரட்ட வேண்டியிருக்கும் என்ற நினைவா?

காரணம் எதுவாக இருப்பினும், திடீரென உயிர் இழக்கும் பயத்தைவிட மேலே குறிப்பிட்டவை எதுவும் பெரிதல்ல. இந்த பயமே ஒருவரை விளிம்புக்குத் தள்ளி, ஒரு புற்றுநோய் மருத்துவரைக் காண கட்டாயப் படுத்துகிறது.

ஆனால் காலம் கடத்துவது பெரிதும் பயன் தராது. அதன் பின் நாளையும், கோளையும் கிரகநட்சத்திரங்களையும் குறை கூறுவதோ, மருத்துவ சகோதரத்துவத்தை குற்றஞ்சாட்டுவதோ பலனில்லை.

அதிர்ஷ்டவசமாக, நான் இந்த ஒரு அடிப்படை கூடத் தெரியாத நபர் அல்ல. இது பற்றி சிறிது விஷயங்களை நான் ஏற்கனவே தெரிந்து வைத்திருந்தேன். ஏதோ ஒரு சிறுதிரள் சிறுநீர்ப்பையின் வெளிப்புற வடிகாலில் கண்டுபிடிக்கப்பட்டது. எல்லோரும் எல்லாருக்கும் இது

பற்றி அறிவிப்புத் தரவேண்டும், ஆனால் நோயாளியான உங்கள் கணவருக்கு மட்டும் தெரியக் கூடாது

எவ்வாறு இந்த விஷயத்தில் முன்னோக்கி நகர்வது போன்ற பல்வேறு திட்டங்கள் ரகசியமாய் அவரின் பின்னால் தீட்டப்பட்டு, இந்த விரும்பாத தகாத விஷயத்தை சிகிச்சையின் முடிவு வரை மிகுந்த சிரமத்துடன் மறைத்து இருக்க வேண்டி இருந்தது. கடைசியில் அறிவிப்பு செய்யப்பட்டு சரியான திட்டமும் பூர்த்தியடைந்தது. பல்வேறு யோசனைகளை, மற்ற வழிமுறைகள், ஆபத்துக்கள், நன்மைகள், மாற்றுச் சிகிச்சை வழிமுறைகள் மற்றும் செலவுக்கான ஏற்பாடுகள் என அனைத்தும் அக்கு வேறு ஆணி வேறாக அலசி ஆராயப்பட்டது.

ஒன்பது மணி நேர அறுவைச் சிகிச்சைக்குப் பின் இருக்க வேண்டி வந்த அந்தப் பத்து நாள் மருத்துவமனை ஜாகையின் போது வீட்டு வேலைகளையும், மருத்துவமனைக் கடமைகளையும் சமாளித்தது ஒரு இமாலய சாதனைதான். உண்மையில், அதை நான் எப்படி சமாளித்தேன் என்பது என் நினைவில் கொள்ள இயலவில்லை.

முதலில் தட்டுத் தடுமாறி மெல்ல தளர்நடை பழகும்போது, சிறு குழந்தையை பேணிக்காப்பது போல் என் கணவரைக் காக்கவேண்டியிருந்தது. அவர் பேசுவதை புரிந்துகொள்ளக் கூட சிரமமாக இருந்தது. வார்த்தைகள் முழுவடிவில் வெளிவரவில்லை, காற்று மட்டுமே வார்த்தைகளாய் வந்தது. மனிதன் உருவாக்கிக் கொடுத்த கழிவகற்றும் உபகரணங்களை கையாளுவது பற்றி நன்கு அறிந்து கொள்ளவேண்டிய தேவையும் இருந்தது.

உலகத்தில் உள்ள அனைத்து வகைப் பொறுமைகளையும் கடைபிடித்து, அன்பை மட்டுமே பிழிந்து கொடுத்து, என்றும் நிலைத்திருக்கும் ஒரு புன்னகையை முகத்தில் தவழ விட்டு, வேறு எந்த உணர்வும் காட்டாது இருக்க வேண்டும்.

"எனது பற்களை என்னால் சுத்தம் செய்ய இயலவில்லை" - இதைக் கூறி அழுவது பேரக் குழந்தை என்ற நீங்கள் நினைக்கலாம். இல்லை. தினப்படி செயல்முறைகளை திரும்பவும் பழகும் 70 வயதான தாத்தா.

சுவை உணர்வுகள் விலகல் (Dysgeusia) நீங்கள் கவனத்துடன் கையாள வேண்டிய அடுத்த நிகழ்வு. அதற்கு அர்த்தம் எதை உண்டாலும் சுவையற்ற தன்மையைக் கொடுக்கும் - உணவு, தண்ணீர் எல்லாவற்றிலுமே ஒரே மாதிரியான நகராட்சியின் குப்பைத் தொட்டியின் வாசம். அப்படியானால், அவருக்கு என்ன உணவுதான் அளிப்பது? ஆனாலும், எப்படியாவது, நல்ல அன்பு வார்த்தைகள் கூறி, எனது மூன்று வயது குழந்தைக்கு ஊட்டுவது போல சாப்பாடு கொடுக்க வேண்டி இருக்கும். திடீரென ஒரு நாள், பல மாதங்களுக்குப் பிறகு, உருளைக்கிழங்கு வறுவல் நன்றாக உள்ளது என்று அவர் கூறியபோது, மனதில் நம்பிக்கையின் கதவு தானாகத் திறந்து கொண்டது..

விரைவிலேயே அவர் யார் உதவியும் இன்றி தனியே குளிக்கப் பழகியதுடன், தற்போது ஆன்லைனில் வேலை செய்யவும் விரும்புகிறார். ஸ்கைப் கணக்கு மறுபடியும் திறந்தாகி விட்டது. தற்போது வரும் நாட்களில் ஒரு புதிய வேலையையும் கையில் எடுத்துச் செய்து சீரமைக்கிறார். நாங்கள் ஒரு மகளிருக்கான ஆடை, ஆபரண கடை திறந்து, அதன் கணக்கு வழக்குகளை அவர் பார்த்துக் கொள்கிறார்.

இந்த வேலையானது அவரது மனத்தை முழுமையாக ஆக்கிரமித்து, அவரது உடல் நலமின்மையை மறக்கச் செய்கிறது.

கணவன் மனைவிக்கிடையேயான உண்மையான நேசத்தின் விளைவே மீட்பையும் புனர்வாழ்வையும் பெற முடுக்குகிறது.

மனிதர்கள் மீதான இரக்கம், மனித நேயம், பாசம், சுயநலமற்ற தன்மை, விசுவாசம், பரிவுடன் கூடிய அக்கறை, ஒருவர்க்கொருவர் காட்டிக்கொள்ளும் நேசமிகு செயல்கள் என அன்பு பல வடிவங்களில் தன்னை வெளிப்படுத்திக்கொள்கிறது.

செவிலியர் சகோதரிகளிடம் இருந்து வெளிப்படும் பரிவும், அன்பும் அன்பின் வண்ணமிகு வெளிப்பாடுகளில் மற்றுமொரு தரப்பை வெளிப்படுத்துகிறது.

அன்போடு தன்னை வழியனுப்பி நர்ஸ் வனஜா கூறிய வார்த்தைகள் இன்னமும் குப்புசாமியின் காதில் எதிரொலித்துக் கொண்டுள்ளது. “திரும்பவும் உங்களை சந்திக்கும் வரை நன்றி கூறி விடை பெறுவது வனஜா” என்ற தொலைக்காட்சி தொகுப்பாளினி பாணியில் கூறிய வனஜாவை உண்மையாகவே பதினைந்து நாட்கள் கழித்து குப்புசாமி வனஜாவின் வேலை நேரத்திலேயே அனுமதிக்கப்பட்டு மீண்டும் சந்திதிக்கும் நிலை வந்த போது அவர் கண்களில் கண்ணீர்.

“மீண்டும் சந்திக்கும் வரை என்ற நான் கூறியிருக்கக் கூடாது. இந்த மாதிரி இடங்களில் எப்படி அப்படிக் கூற முடியும்?”

மயக்க மருந்தின் தீவிரத்தில் இருந்து அவர் மீண்டு சிறுநீர்ப்பையில் இருந்து சிறுநீர் வெளியே வடிவதற்காகச்

செருகப்பட்டிருக்கும் நெகிழ்வான குழாயின் (Foley) இருமுனைகளையும் தேடியபோது, ஒரு நீண்ட குழாய் தரையின் மட்டத்தில் இருந்து வருவதை அவர் கண்டார். ஆனால், இன்னொன்று என்ன? அவர் திடுக்கிட்டுதான் போனார். தொப்புளின் கொஞ்சம் மேலே, வலதுபுறத்தில், அவர் வயிற்றின் மத்தியில் இருந்து அந்தக் குழாய் வளர்ந்து வந்தது. அவர் விவரிக்க இயலாத கடும் அதிர்ச்சியில் இருந்தார். ஒரு பை சுமக்க வேண்டும் என்பது பற்றி அவர் தயாராக இருந்தார். ஆனால் அது அவரது நடு வயிற்றில் ஒட்டிக்கொண்டிருக்கும் என்பது அவரது பயங்கரமான கனவுகளில் கூட அவர் காணாதது. அவர் அந்த அதிர்ச்சியில் கொஞ்சம் பித்துப் பிடித்தவராய் மாறுவதற்குள், சிறுநீர்ப் பைகளைக் கையாளும் (stoma care nurse) செவிலியர் குப்புசாமியின் அறைக்குள் நுழைந்தார்.

அந்தச் செவிலியர் அறுவைச் சிகிச்சைக்குப் பின் இவரை போன்றே அதிரிச்சியில் உறைந்து தவிக்கும் நோயாளிகள் பலரையும் பலமுறை அந்த நாளிலேயே பார்த்து விட்டார். அதனால், அவரைப் பார்த்து புன்னகை புரிந்து, அன்புடன் மிருதுவாய் தட்டிக் கொடுத்து, திருமதி. பிரமீளாவைப் பார்த்தும் ஆறுதலாய் புன்னகைத்தார்.

"எப்படி இருக்கிறீர்கள்" என்ற விசாரிப்புப்பின், அவர் அன்புமழை பொழியும் அவரது மென்மையான பேச்சுக்குத் திரும்பினார். முதுமையின் காரணமாக கண்கள் பழுதடைந்தால் கண் கண்ணாடி உதவுகிறது. காதுகள் கேட்கும் வேலை செய்ய மறந்தால், காதுகேட்கும் கருவி பொருத்தலாம். பற்கள் அரைக்கவும், கொரிக்கவும் தவறினால், செயற்கைப் பற்கள் உதவிக்கு

வரும். கைகளோ, கால்களோ இழக்கும் நிலை வந்தால், ஜெய்ப்பூரில் இருந்து உதவிக்கு வரும் செயற்கை கால்கள், கைகள். அப்படியானால், சிறுநீரக அமைப்பு வேலை செய்யாதபோது எதற்க்காக இந்த சிறுநீர் சேகரிக்கும் பைகள், உங்களை மிகுந்த விகாரமாக, தனித்துக் காட்டுவதாய் வருத்தப் பட வைக்க வேண்டும்?

எத்துணை அற்புதமான அன்பு வார்த்தைகள் பொழிந்து மனதின் திடத்தை மேம்படுத்த முயலும் இருபதுவயதுப் பெண்!

குப்புசாமி மிகவும் அகம் மகிழ்ந்து போன ஒரு கணம், சக்கர நாற்காலிக்கான உதவியாளர் அவரைப் புகழ்ந்த போது, " நாங்கள் உங்களை நேசிக்கிறோம் அப்பா. நீங்கள் ஒரு துணிச்சல் மிக்கவர்.. சிறுநீர்ப்பை இழந்து தவிப்பவர்களை வீட்டில் வைத்திருக்கும் எங்களைப் போன்ற ஆயிரக்கணக்கான பேருக்கு வாழ்வில் உத்வேகம் ஊட்டுபவர் நீங்கள். உங்கள் புத்தகத்தை நாங்கள் படித்திருக்கிறோம். உங்களைப் போன்றோரிடம் இருந்து சேவைப்பணம் வாங்க மாட்டோம், அப்பா" இந்த நிகழ்வு நியூயார்க் JKF விமானநிலையத்தில்.

ஒரு அன்பான பாராட்டு, ஒரு நல்ல ஊக்குவிப்பு, "நான் உன்னுடன் எல்லா சோதனைகளின் போதும், கரைந்து போகாத, எதுவும் எதிர்பாராத அன்பு பாராட்டிக்கூடவே இருக்கிறேன்" என்ற ஒரு வார்த்தை - பரந்து விரிந்த நிறமாலைகளாய் உணர்வுப்பூர்வமான, உளப் பூர்வமான நிலைகள் இவை. உயர்ந்த நற்குணம் அல்லது நல்லொழுக்கத்தின் வெளிப்பாடுகள். சக மனிதர்களுக்கிடையேயான ஆழ்ந்தஅன்புப்பரிமாற்றம் எளிய இன்ப உணர்வுகள்.

அம்மாவின் அன்பும் மனைவியின் அன்பும், உணவுகளின் மீதான அன்பைப் போல் வேறுபடும் தன்மை கொண்டது. எனினும், ஒருவரை ஒருவர் சார்ந்து நிற்கும் பாசப் பிணைப்பு இரு உறவுகளிலும் மறைந்து நிற்கும்.

"எதற்கு அடிக்கடி தபால் நிலையம் செல்கிறாய்? யார் உனக்கு கடிதம் எழுதி அனுப்பப் போகிறார்கள்? தபால்க்காரர் கொண்டு வந்து தரும் வரை காத்திருக்க முடியாதா?"இந்த வசவுகள் அடிக்கடி, சில சமயங்களில் குடியிருப்பு முழுதும் எதிரொலிக்கும் வாக்கியங்களாக இருக்கும்.

பல வருடங்கள் நினைவில் கொள்ள இயலாத வாழ்க்கையை மும்பையில் கழித்த பிறகு, பணி மாறுதலாகி தமிழ்நாட்டின் கிராமப்புறப் பகுதியான கல்பாக்கத்தில் எனக்கு மிகவும் பழக்கமான குறுகிய நகர்ப்பகுதி குடியிருப்புக்கு வந்தது எனக்கு மிகுந்த ஆறுதலை அளித்தது. எங்களது இரண்டு குழந்தைகளும் அங்கே உள்ள கேந்திரிய வித்யாலயா - அரசாங்கம் நடத்தும் பள்ளியில் பயின்று, பின்னர் அவர்களது அப்பாவையும், சாச்சாஜி (சித்தப்பா) போன்றே IIT முன்னாள் மாணவர்கள் பட்டியலில் சேர்ந்தார்கள். அவர்கள் தங்கள் கூடப் படித்தவர்களையே காதலித்து மணந்தது இன்னுமொரு வெற்றிகரமான காதல் கதை. அவர்களின் உண்மைக் காதலுக்கான சக்தியின் சாட்சியாக இருதரப்பு பெற்றோர்களின் கூட்டணியில், அவர்கள் முழுமனதுடன் அவர்களை ஆதரித்து மகிழ்ந்து இருந்ததே ஆகும்.

"கண்டிப்பாக" இடைமறித்தார் நிகழ்ச்சித்தொகுப்பாளர். "படிப்பு மரபணுவிலேயே கலந்து, கல்வியை எல்லாவற்றிக்கும் மேலாகக் கருதும் ஒரு நல்ல

குடும்பத்திற்கான முன் மாதிரி உங்கள் குடும்பம். அவர்கள் அனைவரும் மகிழ்வுடனும் நிறைவுடனும் வாழ்ந்திருப்பார்கள் அந்த "துக்க நாள்" வரை."

"ஆம்" ஒத்துக்கொண்டார் பிரமீளா. "நல்ல சரியான வானிலையில் அமைதியாகச் செல்லும் கப்பலைப் போல் மனம் நேசிக்கும் கொள்ளை அழகு பேரக் குழந்தைகளுடன் வாழ்க்கை மகிழ்ச்சிகரமாக ஓடிக்கொண்டிருந்தது, அந்த கொடுமையான நிகழ்வு வரும் வரை - சிறுநீரில் குருதி -(gross hematuria) இரண்டரை வருடங்கள் முன்பு சிறுநீரில் இருந்து கட்டுக்கடங்கா ரத்தம். ஏதும் எழுதா முழு வெள்ளைத்தாளில் கறுப்புப் புள்ளி போல."

சமீப காலமாக பலர் எங்களைக்கேட்கும் கேள்வி "புற்றுநோய் என்ற பெயரைச் சொன்னாலே குலை நடுங்கும் மக்களுக்கு நடுவே நாங்கள் எப்படி அந்த நோயை எதிர்த்து செய்த யுத்தத்தில் எங்களின் அதீத நம்பிக்கையை தக்க வைத்துக் கொண்டோம்? நாங்கள் அதிலிருந்து வெற்றிகரமாக வெளி வருவோம் என்ற நம்பிக்கை எங்களுக்கு இருந்ததா?"

உண்மையில் அது ஒரு ராட்சத ரங்கராட்டினத்தில் பயணம் செய்தல் போன்று, கடிகார ஊசல் போன்று இரண்டு எதிர் நிலைகளில் - ஒன்று ஆழ்ந்த விரக்தி, இன்னொன்று இனம் காண முடியாத ஆர்வம் -தவிக்க வேண்டியதாயிற்று. ஒவ்வொரு நல்ல நாட்களின் பின்னேயும் சில கடினமான நாட்கள் வந்து சேரும். இரண்டாம் அல்லது மூன்றாம் திசுச் சோதனையின் (biopsy) முடிவு வந்த பிறகே நாங்கள் கொஞ்சம் சீரான நேர்மறை நிலைக்கு வந்தோம். அந்தப் பரிசோதனை வேறு எங்கும் புற்று இல்லை என்ற தெளிவு படுத்தியது.

உடம்பில் இருந்து பல இன்றியமையாத உறுப்புகள் வெற்றிகரமாக நீக்கப்பட்டபிறகே இந்தச் செய்தி.

அனைத்திற்கும் முதலாவதாக, அன்பின் காரணமாக நமது மகன்களும், மருமகள்களும் நமது கடினமான ஒன்றரை வருடம் நம்மை அரவணைத்து வழி நடத்திச் செல்வதைப் போலவே நமது நட்புகளும், சொந்தங்களும் நமது உதவிக்கு வந்தார்கள். அந்த காலகட்டத்தில் ஒவ்வொரு நொடியும் மறக்க முடியாத தருணமாகவும் என்றும் நினைவில் நிலைத்து நிற்கும் அனுபவமாகவும் இருந்தது.

நமக்குத் தெரிந்த பலர் மருத்துவமனையின் அடிக்கடி உள்ளே செல்வதும், சிகிச்சைக்குப் பின் வெளியே வருவதும் என்று இருப்பதால் அவர்கள் என்னதான் கழுத்தில் பல்வேறு நிறுவனங்களின் - TCS, சிட்டிபேங்க், காக்னிசாண்ட் - போன்றவற்றின் அடையாள அட்டையை அணிந்திருந்தாலும், அந்த மருத்துவமனையின் பாதுகாவலர் அவர்களை விசேஷ மருத்துவ ஆலோசகர் என்றே நம்பிவிடுவார். இது போன்ற நகைச்சுவைகள் குழந்தைகளின் கேலிகளிலும் கிண்டல்களிலும் எதிரொலித்து கடும் மன அழுத்தம் மிகுந்த நிலைமையைக்கூட சமாளித்து என்றும் நினைத்து அசை போட்டு சிரித்து ஜீரணிக்கும் மகிமை கொண்டது. நான் கூறுவது உங்களுக்கு விளங்கும் என நம்புகிறேன்.

கடினமான காலத்தில் நம்பிக்கை ஒளியை அணையாது பாதுகாத்தது யார் என்று ஊகியுங்கள் பார்க்கலாம்!கண்டிப்பாக நீங்கள் ஆச்சரியப்படுவீர்கள். அவர் என்னுடைய அறுவைச் சிகிச்சை நிபுணரின் மாமனார். 1970 களில், சென்னை சாஸ்திரி பவனில்

உள்ள இந்திய அரசாங்க சேவை அலுவலகத்தில் எனது மாமனாரும், இவரும் ஒன்றாகப் பணி புரிந்தவர்கள்.

வீட்டைப் பொறுத்தவரை தனிப்பட்ட யாரும் என்று கூறிவிடமுடியாது, எனது சகோதரர்கள் அவர்களின் மனைவிகள் அவர்களின் குழந்தைகள் என அனைவரும் எனது கொடி உயரே பறக்க தங்களால் இயன்ற உதவி தவறாமல் செய்தனர். இதில் முக்கியமாக, எனது தாயாரைக் குறிப்பிடாமல் இருக்கவே முடியாது. எனது அத்துணை சோதனைக்காலங்களிலும் எனது மறுவாழ்வின் உத்வேகத்திற்கு துணை நின்ற மாபெரும் சக்தி எனது அம்மா. அதனுடன் உற்சாகமும் ஆர்வமும் கொண்டு உலவும் குட்டிப் பேரப்பையன். எனவே, என் யுத்தத்தில் துணை நின்ற அன்புள்ளங்கள் நான்கு தலைமுறையைச் சேர்ந்தவர்கள்.

ஏதாவது புது நோயாளிகள், அவர்களின் குடும்பத்தார் மற்றும் உறவினர்கள் சிறுநீர்ப்பைப்புற்றுநோய் பற்றி அஞ்சி, குழப்பத்தில் ஆழ்ந்து, ஆலோசனை தனிப்பட்ட முறையில் மிகவும் தேவை என்று வேண்டினால், நாங்கள் மகிழ்ச்சியுடன் தொலைபேசி மூலம் அந்தச் சேவையைச் செய்கிறோம் என்று எங்களது அறுவைச் சிகிச்சை நிபுணருக்கு வாக்களித்திருந்தோம். அதன் அடிப்படையில் நாங்கள் தலை சிறந்த ஆலோசகர்களாக மாறினோம். அதுகூட தூய்மையான அன்பின் வெளிப்பாடே.

எங்களின் அந்த சேவையின்போது எங்களிடம் ஆலோசனை நாடி வருவோர் கேட்கும் எண்ணிலடங்காக் கேள்விகள், தொடர்ந்தெழும் சந்தேகங்கள் என பேசி சமாளிக்க இயலாததால், சிறியதாய் ஒரு கையேடு தயாரிக்க முனைந்தோம். பெரிதாய் எழுத்துலகில்

சாதிக்கும் நோக்கம் எல்லாம் அதன் பின்னணியில் இல்லை. ஆனால் அந்தக் கையேடு மிகவும் மந்தகதியில் அலுப்புத் தட்டுவதாய் அமைந்தது மட்டும் அல்லாமல், படிப்பவர்களுக்கு புரிந்து கொள்ளவும் கொஞ்சம் கடினமாகவும் இருந்தது.

இந்தக் கருத்துக்களை சுவை மிகுந்த பாணியில் கதை, கட்டுரை வடிவத்தில் கொடுப்பதென அந்தப்பொழுதில் நாங்கள் தீர்மானித்தோம். தொடங்கும் வேளை, எனக்கு கொஞ்சம் கிலேசமாகமாகத்தான் இருந்தது காரணம் மருத்துவச் சொல்லியல் (Medical Terminology) எங்களுக்கு கைகொடுக்குமா என்று ஒரு தயக்கம். ஆயினும், என் கணவர், திரு. குப்புசாமியின் முந்தைய கால மருத்துவ குறிமுறைப் பதித்தல் (Medical Transcription) அனுபவங்கள் கொடுத்த தைரியத்தில் நாங்கள் எங்கள் நோக்கத்தில் முன்னேறினோம்.

தொகுப்பாளர் மறுபடியும் இடைமறித்தார், "நீங்கள் எழுதி வெளியிடப்பட்ட புத்தகம் உங்கள் கையில் தவழும் வேளை நீங்கள் எவ்வாறு உணர்ந்தீர்கள்?"

பிரமிளா துள்ளிக் குதித்தவாறு பதிலிறுத்தார், அந்தத் தருணம் எங்களை கடந்த 90 களின் மத்தியில், எங்கள் மகன் இளங்கலை கணிதவியலில் (B.Sc. Mathematics) பல்கலைக்கழக முதல் மதிப்பெண் பெற்று தங்கப் பதக்கம் பெற்ற குதூகலத் தருணத்திற்க்கே இட்டுச்சென்றது. பல்கலைக்கழக துணைவேந்தர் நடத்திய பாராட்டு விழாவுக்கு எங்களுக்கு விசேஷ அழைப்பிதழ் வந்தது. அதே போன்று, IIT-யில் புள்ளியியல் மற்றும் தகவலியல் (Statistics & Informatics) துறையில் அவன் வெள்ளிப்பதக்கம் வென்றது எங்களின்

மகிழ்ச்சிக்கு எல்லையே இல்லாமல் செய்தது. அதே போன்றதொரு களிப்பு, முதல் இருபத்தைந்து பிரதிகள் ஆசிரியருக்கானவை புத்தக வெளியீட்டு விழாவுக்காக எங்களுக்கு வழங்கப்பட்ட போது நாங்கள் உணர்ந்தோம். என்னுடைய கைபேசியை வைத்து அந்த புத்தங்களை படம் எடுக்கத் திண்டாடினேன். காரணம், எப்போது கேமரா திறந்தாலும் கண்ணாடி பிம்பம்தான் தெரிந்ததே தவிர அந்த புத்தகங்களை எடுக்க இயலவில்லை. அதை எப்படிச் சரிசெய்வது என்றும் புரியவில்லை. அனைத்திலும் மிக முக்கியமாக,, புகைபிடித்தலுக்கான எதிர்ப்பு, புற்றுநோயைக் குணப்படுத்த முடியும் என்பதையும் தாண்டி, அன்பு என்பது நீக்கமற எங்கும் நிறைந்திருக்கும் சக்தி என்ற உண்மையை முழுதாய் உணர்ந்தோம்.

அது எல்லாரிடமும் இருந்து ததும்பி வழிகிறது. அன்புக்குப் பலமுகங்கள் உண்டு எனக் காட்டியது. ஒரு நான்கு வயதுக்கு குழந்தையின், "பாவம் தாத்தா, கிட்னி இல்லை அவர்க்கு" என்பது குழந்தையின் அன்பின் வெளிப்பாடு. "எங்கள் திருமணத்தை நீங்கள் எந்த ஊரின் மருத்துவமனையில் அனுமதிக்கப் பட்டுள்ளீர்களோ அந்த ஊரிலேயே வைத்துக் கொள்கிறோம்" என்பது ஒரு சகோதரனின் மகளின் அன்பு. "உங்கள் பற்களை நான் துலக்கிவிடுகிறேன்" என்று பரிவுடன் கூறும் 73 வயது மனைவியின் அன்பு அனைத்துக்கும் உச்சம். நாங்கள் திரும்பத்திரும்ப மருத்துவமனையில் அனுமதிக்கப்பட்டது கண்டு வருந்தும் செவிலியரின் பிரார்த்தனைகளும், கோவில் பிரசாதங்களும் அன்பின் அடையாளங்கள்தான். இறுதியாக, அந்த ஆட்டோ ரிக்சா ஓட்டுநர் "ஒரு புற்றுநோயாளிக்கு என்னுடைய ஆட்டோ என்றும் இலவசம்" என்று மருத்துவமனையிலிருந்து வெளியேறி

வந்த சமயம் எங்களை எங்கள் இல்லத்தில் சேர்த்துவிட்டு கூறியது, "மீண்டும் இந்த இடத்திற்கு நீங்கள் ஒருபோதும் வரவேண்டாம் என்றே பிரார்த்திக்கிறேன்" என்றது பலன்எதிர்பாரா அன்பில்தானே சேர்த்த முடியும்..

இது ஒரு அந்நிய நபரிடம் இருந்து வெளிவரும் தீவிர அன்பு. அன்பு என்பது இடத்துக்கு இடம் வேறுபடலாமே தவிர சிறிது காலமே மின்னி மறையும் மின்னல் போன்ற மயக்கம் அல்ல.

கடைசியாக இந்த ஆழமான செய்தி கொண்ட வாக்கியத்தைக் கூறி தனது பேட்டியை நிறைவு செய்தார் பிரமீளா.

"அவர்கள் அனைவரும் நம்மேல் மிகுந்த அன்பு செலுத்துகிறார்கள்.

நாம்தான் அதைச் சரியாக அடையாளம் கண்டுகொள்வதில்லை.

புற்றுநோயின் வெற்றியாளர்களை மீட்கும் பணியிலும், அவர்களுக்குப் புனர்வாழ்வு பெற உதவுவதிலும் உள்ள நமது பங்கில் அவை அனைத்துமே அடங்கி உள்ளது."

பெண்கள் - பிணி தீர்க்கும் சமய சஞ்சீவினிகள்

–ஆர். தாரணி

*"விண்ணிலும் மண்ணிலும் கண்ணிலும்
எண்ணிலும் மேவு பராசக்தியே!"*

–மகாகவி பாரதியார்

முனைவர் ஆர். தாரணி M.A., M.Phil., M.Ed., PGDCA., Ph.D. தமிழ்நாட்டில், திருப்பூர் மாவட்டத்தில் உள்ள தேவாரப்பாடல் பெற்ற சிவஸ்தலமான, திருப்புக்கொளியூர் என்று முன்பு திருநாமம் பெற்ற அவிநாசி என்ற ஊரில் உள்ள அரசு கலை மற்றும் அறிவியல் கல்லூரியின் ஆங்கிலத்துறையின் தலைவராக பணியாற்றி வருகிறார். ஆங்கில இலக்கியத்தில் முனைவர் பட்டம் பெற்றது கல்வித்துறையில் அவர் தேர்வு செய்த விஷயம் என்றாலும் அவரின் பேரார்வம் மொழிபெயர்ப்பின் மீதும்தான்.. தமிழைத் தாய்மொழியாகக் கொண்ட காரணத்தினால், உன்னதமான பல ஆங்கிலக் கவிதைகளை தமிழ் மக்களும் அறிய வேண்டும் என்ற துடிப்பில் அவற்றை

மொழிபெயர்த்திருக்கிறார். இவர் மிகவும் விரும்புவது காலத்திற்கும் நிலைத்து நிற்கும் ஆங்கிலக் கவிகளான ஷெல்லி, வொர்ட்ஸ்வொர்த், பைரன், W.B. யேட்ஸ் போன்ற கவிகளின் எழுத்துக்கள். அதனுடன், கணியன் பூங்குன்றனாரின் "யாதும் ஊரே! யாவரும் கேளிர்! என்ற பொன்மொழிக்கேற்ப, பயணம் மேற்கொண்டு பல நாடுகளில் உள்ள மக்கள், அவர்களின் வாழ்க்கை முறை, மற்ற நாடுகளின் மேன்மைகள், மாறுபட்ட கலாச்சாரங்கள் என எல்லாவற்றையும் அறிந்து கொள்ள மிகுந்த ஆவல் கொண்டவர். இதுவரைக்கும், அமெரிக்கா, ஐரோப்பா, யுனைடெட் கிங்டம் உள்ளிட்ட பத்துக்கும் மேற்பட்ட வெளி நாடுகளையும், இந்தியாவின் பல்வேறு மாநிலங்களையும் பற்றி அறிந்து கொள்ள பயணம் சென்று வந்தவர். உலகத்தில் இருக்கும் அனைத்து மொழிகளிலும் உள்ள இலக்கியங்களைப் பற்றி அதிகம் தெரிந்து கொள்ள முனைப்புடன் இருப்பவர். அவரின் இந்தக் கட்டுரையானது பெண்ணின் படைப்பு என்பதே ஒட்டுமொத்த மனித குலத்தின் நலத்தைப் பேணிப் பராமரித்துக் காக்கத்தான் என்ற நோக்கில், இல்லத்திலும், சமூகத்திலும் பெண்கள் தங்களைச் சார்ந்திருப்போரின் உடல்நலம் காப்பதில் எவ்வாறு தங்கள் பங்களிப்பை அளிக்கிறார்கள் என்று எடுத்துக்காட்டுடன் விவரிக்கும் விதமாக அமைந்துள்ளது.

மனிதகுலம் உருவானது பற்றிய கற்பனைக்கதைகள் அல்லது ஒருவேளை கட்டுக்கதைகள் என்றாலும் கூட, அவற்றின் மூலம் இன்றைய சமுதாயம் ஆதி முதலாக உதித்த ஆதாம் மற்றும் அவனின்

அன்புக்குப் பாத்திரமான ஏவாள் முன்னொருகாலத்தில் ஜீவித்திருந்திருப்பார்கள் என்றும் அவர்களைக் கடவுள் தனது கண்ணின் மணிகளாகக் கருதி அவரின் ஈடன் தோட்டத்தில் எல்லாவித சலுகைகளையும் பெற்று, கவலையற்று சுற்றித் திரிந்து வாழ்வை அனுபவிக்க முழுசுதந்திரமும் முதலில் கொடுத்திருந்தார். என்று இன்றளவும் பெரிதும் நம்பும்அளவு செய்திருக்கிறது. மனித குலம் முழுமைக்கும் மூதாதையரான அவர்களின் அப்படிப்பட்ட சுதந்திரமும், மற்றட்ட மகிழ்வும் இரண்டாக பிளவுபட்டு துக்கித்து நிற்கும் நிலை ஏற்பட்டதன் காரணம் பாம்புவடிவச்சாத்தானின் கேடு விளைவிக்கும் தூண்டுதலால் என்பதும் அனைவரும் அறிவர்.

இந்தக் கதை, கற்பனையாக இருந்தாலுமே, இது தோன்றிய காலம் முதலில் இருந்தே, ஏவாள் சாத்தானின் முகஸ்துதியில் மயங்கி தன் அன்புத் தோழனை வற்புறுத்தி கடவுள் தடை செய்த கனியைச் சுவைக்கச் செய்ததினால், அவர்கள் கடவுளால் தண்டிக்கப்பட்டு, ஈடன் என்னும் சொர்க்கத்தை விட்டு வெளியேற்றப்பட்டு, துக்கமும், துன்பமும் நிறைந்த புதிய உலகான பூமி வாழ்வை அடைய நேரிட்ட காரியத்தைப் பற்றி பல்வேறு தீவிர விமர்சனங்கள் என்றென்றும் முன்வைக்கப்பட்டு வருகிறது. இந்தக் கற்பனைக்கதையில் வரும் ஏவாள் எனும் பெண்ணானவள் துரோகம் செய்யத்தூண்டும் குற்றவாளியாகவே சித்தரிக்கப்படுகிறாள். ஆயினும் இந்தக் கதையில் உள்ள நேர்மறையான ஒரு விஷயத்தை கூர்ந்து கவனித்தோமானால், ஏவாளின் பழம் சுவைக்கும் விருப்பம் வெளிப்படையாக மேலோங்கி நிற்பதுடன், அதிலும், மனித குலத்துக்கு மிகச் சிறந்த ஆரோக்யத்தைக் கொடுக்கக் கூடிய ஆப்பிள் கனியை,

ஒரு ஆப்பிளை தினமும் சுவைத்தால், மருத்துவரை தூரத் தள்ளி வைக்கலாம் என்று இன்றளவும் உலா வரும் பழமொழிக்கேற்ப, அவளின் அன்புக்கணவனை வற்புறுத்தி சுவைக்கத் தூண்டிய செயல் தெளிவாகப்புலப்படும்.

ஏவாளே ஒட்டுமொத்த மனித குலத்தின் கடும் வீழ்ச்சிக்கு வழி வகுத்தவள் என்ற ஆணாதிக்கச் சமுதாயத்தின் குற்றச்சாட்டை உடைத்து தெளிவான பார்வையுடன் இந்தச் செயலைத் திரும்ப வரையறுத்தால், ஏவாள் எனும் பெண் தனது அன்பிற்குரிய ஆணின் உடல் நலத்திற்குத் தேவைப்படும் ஆப்பிள் எனும் கனியை சுவைப்பதற்காக நல்ல வழி காட்டியவள் என்று கூட ஒரு புதிய பொருள் கொள்ளலாம். கடவுள் மனது வைத்திருந்தால், தடை செய்யப்பட்ட கனிகள் உள்ள மரத்தை இல்லாமலே கூட செய்திருக்க முடியும் அல்லவா? அந்தக் கனியை சுவைத்ததன் மூலம் கடவுள் ஆதாமைத் தண்டித்ததன் உள்நோக்கம் கூட ஏவாளை ஞானம் கொண்ட பெண்ணாக சித்தரிக்கக் கூட இருக்கலாம். ஏவாள் இங்கே தண்டிக்கப்படவேண்டிய சபலமூட்டிய குற்றவாளி அல்ல. நிஜத்தில், அவள் பிணி தீர்க்கும் சமய சஞ்சீவினிகளான பெண் குலத்தின் முன்னோடி அல்லவா!

பழங்காலத்தில் வழங்கப்பட்ட இந்தக் கதையானது, ஓரளவு கற்பனையாக புனையப்பட்டது என்றாலும், படிப்பவர்களின் மனதில் ஆவலைத் தூண்டி, இல்லத்தளவில் உடல்நலம் சம்பந்தமான காரணிகளை முடிவு செய்வதில் பெண்களின் உறுதியான பங்களிப்பினை பற்றி அசைபோடவைக்கிறது. அனைத்துப்பெண்களுமே, பழங்காலத்தில் இருந்தே பல்பணிகளை ஒரே சமயத்தில் செய்வதில் கைதேர்ந்தவர்கள் என்பது யாவரும் அறிந்த விஷயம். எனினும், தங்களின் குடும்பத்தை

நோயற்ற இல்லமாக மாற்றுவதில் அவர்களின் இரண்டு குறிப்பிடத்தக்க கணிசமான ஈடுபாட்டுடன் கூடிய பங்களிப்பைக் கருத்தில் கொள்ள வேண்டியது அவசியம். முதலாவதாக, அன்னபூரணிகளாக, குடும்பத்திற்கான உணவு வழங்குபவர்களான நிலையில் பெண்கள். இரண்டாவதாக, நோயுற்ற குடும்ப உறுப்பினர்களை காத்து ரட்சித்து குணமாக்குபவர்களான நிலையில் பெண்கள். முதலாவது காலம் காலமாய் இருந்து வரும் பாரம்பரியமான பங்களிப்பு - அன்றிலிருந்து இன்று வரை பெண்கள் கை அன்னமே குடும்பத்திலிருக்கும் அனைவருக்கும் என்ற பெரும்பான்மை நிலை. விதிவிலக்குகள் குறைந்த அளவுதான் இருக்கும். இரண்டாவது, குடும்ப உறுப்பினர்கள் யாருக்கேனும் நோய் என்பது கண்டுபிடிக்கப்பட்ட நிலையில் பெண்கள் இரண்டாம்நிலை மருத்துவராக, செவிலியராக தங்களைத் தயார் படுத்திக்கொள்ளும் ஒரு திடீர் நிலை. இது தேவை ஏற்படும் சமயம் பெண் அந்த வேலையையும் சிரமேற்க்கொண்டு செய்வதைக் குறிக்கும்.

உணவு தயாரித்து அன்புடன் வழங்கும் முதலாம் நிலையில், பெண்கள் காலகாலமாய் இருந்து வந்தாலும், இன்றைய சூழலில் நோய்கள் அதிகரித்துவிட்ட நவீன உலகில், பல பெண்கள் வீட்டில் உள்ள நோய்வாய்ப்பட்ட உறுப்பினர்களின் பராமரிப்பையும் தேவை நேரிடின், தங்களால் இயன்ற அளவு குணப்படுத்த முயன்று தங்கள் கையில் எடுத்துக்கொள்கிறார்கள். அது போன்ற சிக்கலான காலத்தில், பெண் மிகச்சிறந்த வகையில் கைதேர்ந்த மருத்துவரைப் போல், அர்ப்பணிப்பு உணர்வுடன் கூடிய மருத்துவச்சிகளைப் போல் குடும்பத்தின் இக்கட்டைத் தீர்க்கும் தீர்வு காண தனது பராமரிப்பாளர் பங்களிப்பை

திறம்படச் செய்கிறாள். ஆதிகாலத்தில் இருந்தே பெண்கள் பல்வேறு காரணங்களுக்காக வீட்டைச் சார்ந்தே இருக்கவேண்டிய நிலை இருந்து வந்தது. இன்று நிலைமை மாறியிருந்தாலும், குடும்பத்தின் சில முக்கிய பொறுப்புகள் அவள் வசமே இன்றும் உள்ள நிலைதான் இருந்துவருகிறது. பெண்களின் உடல் ரீதியான கட்டுநிலை - தாய்மை, குழந்தைப் பேறு, குழந்தை வளர்ப்பு என்று இவை அனைத்துக்கும் முழுப்பொறுப்பு உடல்ரீதியாகவும், கலாச்சார ரீதியாவும் பெண்ணுக்கே அளிக்கப்பட்டிருப்பதால், காலந்தோறும் பெண் ஒரு வீட்டுப் பறவையாக இருக்க வேண்டிய நிர்பந்தத்தில் தள்ளப்பட்டது மறுக்க முடியாத உண்மை. அந்த வகையிலேயே அவர்கள் பழக்கப்படுத்தப்பட்டும் வந்தார்கள்.

வீடே அவர்கள் உலகம் என்று ஆனபோது, அந்த வீட்டையே தங்களின் கோட்டையாக மாற்றும் வல்லமையும் கொண்டு, அச்சிறிய கோட்டைவீட்டில் தாங்களே பேரரசி என்று தங்களைத் தாங்களே ஆட்சிபீடத்தில் ஏற்றி வைத்தும் கொண்டனர். அந்த சிறு உலகில் தங்களின் பங்களிப்பு என்ன என்று அவர்கள் உணர்ந்து கொண்டு, முழுமுதலாக உடல்நலம் கெட்டால் ஏற்படும் தீய விளைவுகளில் இருந்து குடும்பத்தைப் பாதுகாக்கத் தேவையான ஞானத்தை வளர்த்துக் கொண்டார்கள். அதற்குத் தேவையான தகுந்த அதிகாரப் பூர்வமான விஷயங்களை, பாரம்பரியமாக இல்லம் காத்து நிற்கும் கலை புரிந்து, வாழ்ந்து வெற்றிகண்ட தங்கள் முன்னோரிடம் இருந்து வழிவழியாக பெற்றுத் தொடர்கிறார்கள். அத்துடன் அந்தக் கலையை நேர்த்தியாகக் கையாளத் தேவையான பயிற்சியையும்

தங்களைச் சுற்றி உள்ள இல்லம் எனும் உலகில் பெறும்வழியைக் கையாள்கிறார்கள்.

பாண்டோரா எனும் முதல் பெண்மணி இறுக்க மூடியிருந்த பெட்டியின் கதவைத் திறந்ததால்தான் அதில் அடைந்து கிடந்த உலகத்தின் அனைத்து கேடுகளும் ஒன்றன்பின் பின்றாய் வெளி வந்து உலகத்தை ஆக்கிரமித்துக் கொண்டன என்று இன்னொரு கற்பனைக்கதை கூறுகிறது. மறுபடியும் இந்தக் கதையின் நம்பிக்கை தரும் இன்னொரு பகுதியை கவனித்தால், அனைத்து கேடுகளும் வெளி வந்தபின் கடைசியாக அவற்றை முறியடிக்கக்கூடிய நம்பிக்கை என்ற விஷயமும் வந்ததாக தெரிய வருகிறது. வீட்டில் இருக்கும் பெண்கள் என்றாலே அவர்கள் நன்றாக கிசுகிசு பேசக்கூடியவர்கள், தொலைக்காட்சிப்பெட்டியின் அனைத்து நாடகங்களையும் ஒன்று விடாமல் பார்ப்பவர்கள், கடை கடையாய் ஏறி இறங்கி தேவையற்ற பொருட்களை வாங்கிக்குவித்து பணத்தை வீணடிப்பவர்கள் என்று பலவிதான குற்றச்சாட்டுக்களை சமூகம் முன்வைக்கிறது. இவை அனைத்தும் தீமைகள் என்றாலும், பாண்டோரா பெட்டியில் இருந்து கடைசியாய் வெளி வந்த நம்பிக்கையைப் போன்றே, இந்தப் பெண்மணிகள்தான் குடும்பத்தின் நலம் காக்கும் நயத்தில், நம்பிக்கை நாயகிகளாய் நிலைத்து நிற்கிறார்கள் என்றால் அது மிகையாகாது. குடும்பத்தின் உள்துறை அமைச்சரான பெண்ணே குடும்ப உறுப்பினர்களின் நலம் சார்ந்த விஷயங்களில் அதிகாரப்பூர்வ உரிமையாளராக திகழ்கிறாள். பெரும்பான்மையான பெண்களுக்கு தங்களின் குடும்ப நலத்தையும், அமைதியான வாழ்க்கையையும் பாதுகாத்து வாழ்வதே தங்கள் படைப்பின் முறையான லட்சியம்

என்ற அசையாத நம்பிக்கை உள்ளதோடு, குடும்பத்தின் மகிழ்ச்சியே தங்களின் தனிப்பட்ட ஆனந்தத்திற்கு அடிகோலிடுகிறது என்று கருதவும் செய்கிறார்கள்.

கிரேக்கக் கதையின் படி, ட்ரோஜன் போரில் (Trojan War) பங்கு கொண்ட தன் கணவன் யூலிசிஸ் (Ulysses) போர் முடிந்து திரும்பி வருவதற்காக இருபது நீண்ட வருடங்கள் காத்திருந்த பெனலோபி (Penelope), தன்னை அபகரிக்கக் காத்திருக்கும் பல ஆண்களிடம் இருந்து அவர்களை இரண்டாம் திருமணம் செய்து கொள்வதைப் தள்ளிப்போட பல்வேறு உபாயங்களை கையாண்டாள். அதில் தலையானதாக வயது முதிர்ந்த அவளது மாமனார் லயர்ட்ஸ் என்பவருக்காக, சவச் சீலையை (Shroud- சவப்பெட்டி மேல் போடும் ஒரு நீண்ட, கையால் நெய்யப்பட்ட உறை) கையால் நெய்வது போன்ற பாவனையில் இருப்பது ஆகும். தனது கையால் நீண்ட இழைகளைச்சேர்த்தி நெய்யும் இந்த சவச்சீலை முழுதாக முடிவடைந்தால் மட்டுமே அவள் தனக்காகப் போட்டியிட்டுக் கொண்டிருக்கும் ஆண்களில் ஒருவரை மணமுடிக்க இயலும் என்று துணிச்சலாக அறிவித்தாள். இரவு வேளைகளில், யாரும் அறியாவண்ணம், பகல் முழுதும் தான் நெய்து வைத்திருந்த சவச்சீலையின் இழைகளின் முடிச்சுகளை அவிழ்த்து மீண்டும் அதை முடிவுறாத ஒன்றாக மாற்றி விடுவாள்.

இந்த உபாயம் பெனலோபி கையாண்டதின் நோக்கத்தை, மேலோட்டமாய்ப் பார்க்கையில், கணவனிடம் தான் கொண்டிருந்த அளவிட முடியாத பிரேமையையும், திருமண பந்தத்தில் கடைபிடிக்க வேண்டிய நேர்மையையும், ஒழுக்கத்தையும் பிரதிபலித்தாலும், உண்மையில் நீண்டகாலமாக கணவன்

தன்னுடன் இல்லாவிடினும், கணவனின் குடும்பத்தை, அவர்களின் உடல்நலத்தை பாதுகாக்க வேண்டிய பொறுப்பை அவள் கையில் எடுத்துக் கொண்டதையே இந்த விஷயம் உணர்த்துகிறது. முதுமையின் தலைவாயிலில் உள்ள மாமனார் உயிர் நீத்தால் அவர்களின் கலாச்சார வழக்கப்படி அவரின் சவப் பெட்டிக்கு செய்ய வேண்டிய மரியாதையை, சவச்சீலை போர்த்தும் சடங்குக்குத் தேவையான துணியை நெய்யும் வேலையை அவள் கையில் எடுத்தது, அவளின் குடும்பத்தில் உள்ள முதியோர்களின் மேல் அவள் கொண்ட அக்கறையின் வெளிப்பாடு என்பது தெளிவாகப் புலப்படுகிறது.

பெண்கள் அவர்கள் வாழ்வின் எந்தச் சூழ்நிலையிலும், எப்படிப்பட்ட கடினமான காலகட்டத்திலும், தங்களின் குடும்பத்தாரின் நலன் மீது உள்ள அக்கறையை மட்டுமே முன்னிறுத்தி காரியம் செய்வார்கள் என்பது இதனால் உணரப்படும் பொருள் ஆகும். கேள்வி ஞானம் அதிகம் அடைந்த காரணத்தினாலோ என்னவோ, மனிதர்கள் அனைவரும் ஒருகட்டத்தில் இந்த பூவுலகைவிட்டு நீங்க வேண்டிய கட்டாயத்தில் இருப்பவர் என்ற அளவு தெளிந்த சிந்தனை பெற்றவர்கள் பெண்கள். மனிதர்களின் வாழ்வில் மிக நீண்ட பயணமான பிறப்பில் இருந்து இறப்புவரை, அவர்களின் ஒவ்வொரு உடல்நலப் பிரச்சனையையும் சரியான முறையில் பாதுகாக்க வேண்டியது அவரவர்கள் கடமைதான். எனினும், ஆண்கள் பெரும்பாலும் பல வெளிப்புற நடவடிக்கைகளில் கவனம் செலுத்துவதால், அவர்களின் சொந்த உடல்நலத்தைப் பேணிப்பராமரிப்பது என்பதை முழுதாய் புறக்கணித்து விடுகிறார்கள். அவர்களின் அப்படிப்பட்ட மறதிக்காலங்களில் இல்லத்து தேவதைகள் அவர்களை ரட்சிக்க முன்வருகின்றனர்.

எனவே. பெண்கள் தங்கள் உற்றார் உறவினரின் மொத்தமான உடல்நலம் பாதுகாப்பதில் தலையாய பங்கு வகிக்கிறார்கள் என்று பிரத்தியட்சமாக அறியமுடிகிறது.

இந்தக் கட்டுரையானது இல்லம் உறை பெண்களின் அற்புதப் பங்களிப்பை இரண்டு பரந்த பிரிவுகளுக்குள் உள்ளடக்கி பிரித்துக் காட்டுகிறது.

1. உணவு வணங்குபவர்களாக
2. ரட்சித்து குணம் வழங்கும் நிவாரணிகளாக

என்ற இரண்டு வகையின் கீழ் பெண்கள் பங்களிப்பைப் பற்றி பின்வரும் பக்கங்களில் விரிவாக அலசப்பட்டிருக்கிறது. இரண்டு வகையும் பரந்த அளவிலான வகைகள் என்றாலும், ஒவ்வொன்றும் மனிதகுலத்துக்கான உடல்நல கவனிப்பு மற்றும் பராமரிப்பு தொடர்பான பல நுட்பமான விஷயங்களை உள்ளடக்கி உள்ளது.

பெண்களாகிய அன்னபூரணிகள் உணவு கொடுத்துப் பராமரிப்பவர்கள்

போஷாக்கு நிறைந்த உணவினைத் தன்னைச் சார்ந்தவர்களுக்குத் தரமாக வழங்குவதில் உள்ள பல்வேறு திறமைகளை உள்ளடக்கிய பிரிவாக முதலாவது வகை உள்ளது. கடந்த நூற்றாண்டின் இறுதி வரை வகைவகையான உணவு தயாரித்தளிக்கும் களம் பெண்மைக்கே உரித்தானதாகக் கருதப்பட்டுவந்தது. இந்த நூற்றாண்டில், அதுவும் தற்போதுள்ள காலகட்டத்தில், வேலைக்குச் செல்லும் சில பெண்மணிகள் தங்களுக்கும், குடும்பத்திற்கும் சேர்த்து பணம் செலுத்தி உணவு பெற்றுக்கொள்ள உதவும் கைபேசிப்பயன்பாடுகளான ஸ்விக்கி, ஜோமேடோ மற்றும் ஊபர்-ஈட்ஸ் போன்றவற்றை

அதிகம் தேர்ந்தெடுக்கிறார்கள். ஒப்பிட்டு நோக்குகையில், இன்றைய நவீன உலகில், பெண்ணியமும், மனித நலக் கோட்பாட்டுச் சிந்தனையும் களம் இறங்கியதின் விளைவு, ஆண்களும் பெண்களுடன் வேலையைப் பகிர்ந்து உணவு தயாரிக்கும் முயற்சியில் ஈடுபடுகிறார்கள், எனினும், எந்த உணவு, அதை எப்படிப்பட்ட பொருட்கள் கொண்டு நேர்த்தியுடன் தயாரிப்பது என்ற கருத்துக்கள் எல்லாம் பெண்களாலேயே முடிவு செய்யப்படும்.

வெளிப்படையாகப் பார்க்கையில், ஆண்கள் விரும்பி உண்ணும் காரமும், மசாலாவும் அதிகம் சேர்த்த, உடல்நலத்திற்கு ஒவ்வாத உணவுப்பண்டங்களை விட பெண்கள் சாப்பிடும் உணவு வகைகள் உடல்நலத்தை சீராக வைக்க உதவும் என்பது நன்கு புரிகிறது. அதற்கு தகுந்த காரணமும் உள்ளது. பெண்கள் தங்கள் குழந்தைகள் விரும்பி உண்ணும் காரமில்லாத, எளிமையான உணவைச் சமைத்து அவர்களுக்குக் கொடுப்பதால், தாமும் அவ்வகை உணவையே உட்கொள்ள முற்படுகிறார்கள். ஒருவகையில் கூறப்போனால், பெண்களின் தேர்வு குடும்பம் சார்ந்ததாகவும், ஆண்களின் தேர்வு தன்னலம் சார்ந்ததாகவும் இருக்கத்தான் அதிக வாய்ப்பு உள்ளது.

பெண்களின் விருப்ப உணவு கூட அடிப்படையில் அவர்களின் உடல் உறுதிக்கு உதவும் படியும், கேடு எதுவும் ஏற்படுத்தாத முறையிலும் அமைந்திருக்கும். என்னதான் ஆண்கள் மிகவும் பிரபலமான மற்றும் புகழ் வாய்ந்த பெரிய உணவரங்கங்களில் தலைமைச் சமையற்காரரர் பதவியில் இருக்கிறார்கள் என்று தம்பட்டம் அடித்துக் கொண்டாலும், உணவு சமைப்பதற்கான பொருட்களை பார்த்துப் பார்த்து வாங்குவதிலும், அவற்றை பக்குவமாய் பயன்படுத்துவதிலும் பெண்களே முன்னணியில் உள்ளனர்

என்பது மறுக்கவியலாத உண்மை. இந்தியச் சூழலில், உடல்நலத்தைப் பொறுத்த மட்டில் "வருமுன் காப்போம்" என்ற பழமொழியின்படி இல்லத்தைப் பராமரிக்கவேண்டும் என்ற கருத்து இந்தியப் பெண்களுக்கு இல்லம், மதம், கலாச்சாரம் மூலம் மிகவும் உன்னதமாக அவர்களின் மனதில், இல்லை, அவர்களின் மரபணுக்களிலேயே செலுத்தப்பட்டிருக்கிறது.

பாட்டிகள் அல்லது கொள்ளுப் பாட்டிகள் போன்ற சக்திவாய்ந்த அதிகாரம் மிக்க மூத்த பெண்மணிகள், வீட்டின் இளைய தலைமுறைப் பெண்களை குடும்பத்திற்கான சரியான உணவுகளைத் தயாரிக்க வழிகாட்டி உதவுவார்கள். வீட்டினுள் புதிதாய் நுழைந்துள்ள மருமகள்கள் வீட்டின் சரியான உணவுப் பழக்கத்தையும், ருசியையும் பழகித் தெரிந்து கொண்டு அதன்படி சமைக்க வேண்டும் என்று அவர்கள் அறிவுறுத்துவார்கள். இதுவே குடும்பத்தின் உடல்நலத்தை பேணிப் பாதுகாக்கும் செயலுக்கான அடிப்படை ஆகும். பல்வேறு வயதினர் உள்ள குடும்பத்தில் அனைவருக்கும் சரியான, அனைத்துச் சத்துக்களும் நிரம்பிய உணவுகளை சமைத்துக் கொடுக்க குடும்பத்தின் மூத்த பெண்கள் புதுப்பெண்களுக்கு அறிவுரை வழங்குவார்கள். பொதுவாக இந்திய உணவு வகைகள், வெளிநாட்டவர்களால் மிகவும் காரமாகவும், மசாலா பொருட்கள் அதிகம் கொண்டு இருப்பதாகக் கருதி ஒதுக்கப்பட்டாலும், இந்தியா முழுதிலுமே அவை பல்வேறு சத்துக்கள் நிரம்பியதாகவும், சுவையுடன் கூடிய பல வகைகளிலும் மக்களின் உள்ளத்தைக் கொள்ளை கொண்டதாகவே தெரிகிறது.

புதிதாய் விளைந்த காய்கறிகள், பழங்கள் என்று வசீகரிக்கும் வரிசையில் அமைத்த உணவுப்பொருட்களைக்

கொண்டது இந்தியச் சமையல். வெளிநாடுகளில் உள்ளது போல் பலநாட்கள் பதப்படுத்தி குளிர்சாதனப் பெட்டியின் உள்ளே வைத்திருக்கும் பொருட்களைப் பயன்படுத்துவதை பெரிதும் விரும்பாதவர்கள் இந்தியப் பெண்கள். அன்றாடம் சந்தைக்குச் சென்று, புத்தம்புதிதாய் காய்களை வாங்கி அல்லது வீட்டிலேயே தோட்டம் அமைத்து என குடும்பத்தாரின் உடல்நலம் பேணுவதை அங்கே இருந்து ஆரம்பிக்கிறார்கள். சமைத்த உணவு கூட அதனின் புத்தம்புதுத் தன்மையும், சுவையும், சத்துக்களும் கெடாது இருக்கும்படியான கவனிப்பையும் பெண்கள் எடுத்துக்கொள்கிறார்கள். பழங்காலத்தில், அதாவது இன்றைய பாட்டிகளின் இளமைக்காலத்தில், உணவு சமைக்க அவர்கள் உடலுக்கு ஊறு விளைவிக்காத மண்பானைகளை பயன்படுத்தினார்கள். இயற்கை முறையிலான விறகுஅடுப்பு பயன்படுத்துவது கடினமாக இருந்தாலும், உடல் நலத்திற்கு தீங்கு ஏற்படாத ஒரு நல்ல முறை என்று இன்று பல மருத்துவர்கள் மீண்டும் விறகு அடுப்பையும், மண்பாண்டங்களை பயன்படுத்தச் சொல்லி அறிவுறுத்துகிறார்கள். இந்த முறையில் சமைக்கப்பட்ட உணவு தனது நல்லதன்மைகளை தக்கவைத்துக் கொண்டு, உண்ணும் மனிதனுக்கு சத்துக்களை சிறந்த முறையில் அளிக்கிறது.

மேலும், பாதுகாப்பான் இரசாயனம் (preservatives) இல்லாத புத்தம்புதுப் பொருட்கள், புதிதாய் அரைத்த மாவு வகைகளை பெண்கள் சமைக்கப் பயன்படுத்துகின்றனர். சிறந்த மருத்துவ குணம் நிறைந்த மசாலா பொருட்களான சீரகம், மிளகு, மஞ்சள், இஞ்சி, பூண்டு, பச்சை மிளகாய் போன்றவற்றை சர்வசாதாரணமாக தங்களின் அன்றாடச் சமையலில் இந்திய பெண்கள் பயன்படுத்தி வருவது

குறிப்பிடத்தகுந்த விஷயம். இந்தப் பொருட்கள் இல்லாது அவர்களின் சமையல்அறை முழுமை பெறாதது மட்டும் அல்லாது இந்தப் பொருட்கள் சமையலில் மிகுந்த சுவை கூட்டுவதுடன், நோய்கள் ஏதும் குடும்ப உறுப்பினர்களுக்கு வராத அளவு நோய் எதிர்ப்பு சக்தியை வழங்குகின்றன. மாவுச்சத்து, புரதச்சத்து, கொழுப்புச்சத்து மற்றும் நார்ச்சத்து என பல்வேறு வகைச்சத்துக்களை உள்ளடக்கிய சரிவிகித உணவை இந்தியப்பெண்கள் தயாரித்து அளிப்பதனால், மனித உடலில் உள்ள சத்துக்குறைபாடுகள் மற்றும் நோய்கிருமிகள் அறவே நீக்கப்படுகின்றன.. அத்துடன் இயற்கை சார்ந்த உணவுப் பொருட்களான கீரைகள், சிறுதானிய வகைகள், பருப்பு வகைகள் என்று ஒவ்வொரு பொருளாக கவனத்துடன் தேர்ந்தெடுத்து அவற்றை சத்து குறையாது தயாரித்து அளிக்கிறார்கள். இட்லி மற்றும் தோசை எனும் தென்னிந்திய உணவு வகைகள் தயாரிக்க முன் காலத்தில் ஆட்டுக்கல்லில் போட்டு அரைத்து தயாரித்தது (தற்போது மின் ஆட்டுக்கல்) அவர்களின் பங்களிப்புக்கு மிகச் சிறந்த எடுத்துக்காட்டு. தென்னிந்தியாவின் ஒரு சில மாநிலங்கள் தவிர இந்தியாவின் வேறு எந்த மாநிலமும் இவ்வாறு ஆட்டு உரலில் அரைக்கும் கலையைக் கற்றுக் கொண்டதாகத் தெரியவில்லை.

இட்லி எனும் காலைஉணவு சாம்பார் என்ற திரவ உணவுடன் சேர்த்து உண்பது சரியான சமவிகித போஷாக்கு அளிக்கும் ஒன்றாகும். மருத்துவமனையில் அனுமதிக்கட்டுள்ள உடல் நலம் குன்றிய நோயாளிகளுக்குக் கூட மருத்துவர் பரிந்துரைக்கும் உணவு இந்த இட்லி, சாம்பார் ஆகும். இதே போல் தென்னிந்த உணவு வகைகளில், மதிய நேரம் சாதத்துடன்

சாப்பிட பெண்கள் தயாரிக்கும் ரசம் என்ற திரவ உணவு (தக்காளி சூப் போன்றது) அதிக அளவு மருத்துவ குணம் கொண்டது, அதனுள் சேர்க்கப்படும் பொருட்களான பொடிக்கப்பட்டமிளகு, சீரகம் மற்றும் பெருங்காயம் போன்றவை மனித உடலின் அஜீரணக் கோளாறுகளை சரி செய்து ஜீரண உறுப்புகளை நல்ல நிலையில் இயங்க வைக்கும் சக்தி கொண்டது. இப்படிப்பட்ட உணவுப் பொருளான ரசம் கண்டிப்பாய் தென்னிந்தியர்கள் உணவில் நிச்சயம் தன் இடத்தை அன்றாடம் உறுதி செய்து இருக்கும். ஆனால் இந்த உணவைத் தயாரிக்க எல்லாப் பெண்களும் முயற்சித்தாலும், சில பெண்களின் கைப்பக்குவத்தில் மட்டுமே இந்த ரசம் ஈடு இணை சொல்லமுடியாத வகையிலான ருசியில் இருக்கும் என்பது எல்லாராலும் ஒத்துக் கொள்ளப்பட்ட உண்மை.

இதன்மூலம் அறியவரும் உண்மை யாதெனில், ஒவ்வொரு குடும்பத்திலும் உள்ள இல்லத்து தேவதைகள், அன்றாட வாழ்வில் தாங்கள் செய்யும் ஒவ்வொரு செயலிலும் குடும்பநலத்தைப் பாதுகாக்கும் பாதுகாவலர்களாக செயல்படுகிறார்கள் என்பதுதான். அவர்கள் தங்களின் அன்றாடச் சமையலைக்கூட அளவுகடந்த நேசத்துடனும், கவனம் மிகுந்த அக்கறையுடனும் தாங்கள் சமைக்கும் உணவு உண்ணும் தங்கள் குடும்பத்தார் நலமுடன் இருக்க வேண்டியே செய்கிறார்கள் என்றால் அது மிகையாகாது.

தற்போதுள்ள காலசூழ்நிலையில், நவீன யுகப் பெண்கள் பெண்ணியம் என்ற போர்வையில் அவசியமான இந்தப் பங்களிப்பை தவிர்ப்பது வருந்தத்தக்க விஷயம். இன்றைய இளம் யுவதிகள் தாங்களும் ஆண்களைப் போலவே மெத்தப்படித்து அவர்களை போலவே கைநிறைய

சம்பாதித்து வாழ்வதால் தாங்கள் ஆணுக்கு நிகர் என்று கருதி மிக்க பெருமையுடன் தாங்கள் சமைக்கவோ அல்லது வீட்டுவேலைகளை செய்து கிடக்கவோ அவதரிக்கவில்லை என்றும் அதற்கு வேறு பலவழிகள் உள்ளது என்றும் வெளிப்படையாக அறிவிக்கிறார்கள். அதிலும் தகவல் தொழிநுட்பத்துறையில் பணியாற்றும் இளம் பெண்கள் தங்களின் முழு கவனத்தை தங்களது திட்ட அறிக்கை தயாரித்து முடிக்க தன் முன் உள்ள கணினியிடமே அதிகம் செலுத்தவேண்டி உள்ளதால், முழுமையாக சமையல் என்பதையே புறக்கணிக்கிறார்கள். அது மட்டும் அல்லாது, தங்களின் பசி தீர்க்க அவர்கள் நாடுவது சத்தற்ற விரைவு உணவு எனப்படும் உடல்நலத்திற்கு தீங்கு விளைவிக்கும் உணவுப் பண்டங்களையே. கூடவே புத்தம்புது பழங்களை உண்ணுவது தவிர்த்து கண்ணாடிக்கு குப்பியில் உள்ள காற்று அடைக்கப் பட்ட குளிர்பானங்களைக் குடித்து மகிழ்கிறார்கள். இப்படிப்பட்ட உணவுப் பழக்கமே நாளடைவில் புதுப்புது கொடிய நோய்களுக்கு வழி வகுக்கிறது

அடிப்படையில் சிறு சிறு எளிய குடும்பநலப் பிரச்சினைகளுக்கான பரிகாரங்கள் சமையல் அறையின் சபையில் இருந்தே தொடங்குகிறது. பரவலாக தென்னிந்தியச் சமையலில் பயன்படுத்தப்படும் கருப்பு மிளகு ஜீரண உறுப்புகளைத் தூண்டி வேலை செய்யவைப்பதுடன், வயிற்றில் தொந்தரவு தரும் வாயுக் கோளாறையும் சரி செய்கிறது. அத்துடன் மாமிசச் சமையலில் அதை பயன்படுத்தும்போது நல்ல மணத்தையும் அது அளிக்கிறது. மற்ற அத்தியாவசியப்

பொருட்களான பூண்டு, இஞ்சி, எலுமிச்சை, பெருஞ்சீரகம் போன்றவை எல்லாமுமே அவைகளுக்கான மருத்துவ குணங்களையும், ருசியையையும் அன்றாடம் சமையலில் கூட்டுகிறது. குடும்பத்தில் யாருக்கேனும் ஜலதோஷம், இருமல், காய்ச்சல் வந்தால், நமது வீட்டு அன்னையர்கள், மருத்துவரை விட விரைவாகச் செயல்பட்டு இயற்கை முறையில் குணப்படுத்த கஷாயம் (மேற் சொன்ன சமையல் மசாலா பொருட்களை பயன்படுத்தி ஒரு கசப்பு திரவம்) அல்லது மூலிகை ரசம் மற்றும் மிளகு ரசம் போன்ற விசேஷ ரசங்களை தயாரித்து, கட்டாயப் படுத்தி குடிக்க வைத்து, புலியை முறத்தால் துரத்தி அடித்த வீரமங்கையர் போல உடலை வருத்தும் சளி, இருமல், காய்ச்சலை துரத்தி ஓடச் செய்வார்கள்.

சாப்பிட்டு முடித்தவுடன் வெற்றிலை, பாக்கு மற்றும் சுண்ணாம்பு சேர்த்து தயாரிக்கும் தாம்பூலம் உடலுக்கு புத்துணர்வு கொடுப்பதுடன், வெற்றிலை இலைகளைப் பற்றுப் போட்டால் எப்படிப்பட்ட தலைவலியும் பறந்துவிடும் என்பது இல்லத்தரசிகள் அறிந்த உண்மை. வெந்தய விதைகளை நீர் மோரில் சேர்த்துக் குடிப்பது லேசான வயிற்றுப் போக்கைக் கட்டுப்படுத்தும் ஆற்றல் கொண்டதுடன், அந்த விதைகளை தொடர்ந்து சாப்பிட்டு வருவது சர்க்கரை நோயையும் கட்டுக்குள் கொண்டு வரும் சக்தி கொண்டது. எனவே, இல்லத்தைக் காத்து உணவு வழங்கும் பெண்கள் உண்மையில் மருத்துவ ஞானத்தை வீட்டின் உள்ளேயே தரும் மூல காரணிகளாக, முழுநேர திட்டஉணவு வல்லுனர்களாகவும் உள்ளனர் என்பதில் ஐயம் ஏதும் இல்லை.

> பெண்கள் - பிணி நீக்கும் தெய்வத்தன்மை
> பொருந்தியவர்கள்:
> "நோய்நாடி நோய்முதல் நாடி அதுதணிக்கும்
> வாய்நாடி வாய்ப்பச் செயல்."
>
> திருக்குறள் - 948

காலந்தோறும், பெண்கள் நோய் கண்டமனிதர்களை குணப்படுத்தும் தேவதைகளாகவே வாழ்ந்து வருகின்றனர். மூலிகைகளை வீட்டில் வளர்த்து, அவற்றை பயன்படுத்தும் முறை பற்றிய ரகசியங்களைப் பரிமாறி வீட்டில் நம்முடன் வசிக்கும் மருத்துவர்கள் அவர்கள். இல்லத்தில் அவர்கள் பெற்றுக்கொண்ட இந்த மாபெரும் மருத்துவ அறிவை தாங்கள் வசிக்கும் சமுதாயத்திலும் பகிர்ந்து தங்களை நிரூபிக்கிறார்கள். வசதிகள் ஏதும் அற்ற பழங்காலத்திலேயே கூட செவிலியர்களாக, ஆலோசனை வழங்குபவர்களாக, மருத்துவச்சிகளாக இல்லந்தோறும் சென்று, ஊர்கள் தோறும் பயணம் செய்து மனித குலத்தின் மகத்தான சேவையை அன்றிலிருந்து இன்று வரை பெண்கள் செய்து வந்து கொண்டிருக்கிறார்கள். எகிப்தியக்கதையின்படி, ஐசிஸ் கோவிலின் பூசாரிணிகள் அனைவருக்கும் நோய் குணப்படுத்தும் சக்தி இருந்ததாகவும், அந்தச் சக்தியை அவர்கள் அன்புக்கும், பராமரிப்புக்கும் பெயர் போன பெண் கடவுள் ஐசிஸ் இடமிருந்தே பெற்றுக் கொண்டதாகவும் கருதப்பட்டு வந்தது. அவர்களின் சிறப்பு யாதெனில் அவர்கள் பெற்ற மனிதகுலத்தை மீட்டெடுக்கும் அன்பும், கவனிப்பும் கொண்ட மாபெரும் சக்தியை அவர்கள்

மட்டுமே வைத்துக் கொள்ளாமல் அவர்களின் பின் வந்தவர்களுக்கும் அதை கொடுத்து அந்த பிணைப்பைத் தொடர்ந்து வந்தது ஆகும்.

அதைப் போன்றே இல்லத்தரசிகள் தங்களின் அன்பான கவனிப்பு எனும் மாபெரும் சக்தியை தங்களின் இளையதலைமுறைப்பெண்களுக்கும் விட்டுச் செல்கிறார்கள். உண்மையில் அவர்களின் ஞானம் முறையான படிப்பின் மூலம் கிடைப்பதில்லை எனினும், தங்களின் முன்னோரின் பழக்க வழக்கங்களை கண்காணித்து, இயல்பாகவே அதைத் தாங்களும் செய்ய ஆரம்பித்து பின் அதுவே வழக்கம் என்றும் ஆக்கிக்கொள்கிறார்கள். முன்காலத்தில், உடல்நலப்பராமரிப்பு மற்றும் உடல் நலம் குன்றியவர்களைக் குணப்படுத்துதல் என்ற காரியங்களைக் கையாண்டது பெண்கள் மட்டுமே. இல்லத்தில் வாழும் தேவைதைகள் தவிர்த்து, இந்த விசேஷ காரியங்களுக்காகவே கிராமப்புறங்களில் இருந்த பெண்கள் குழு சக பெண்களின் தாய்மை அடைதல், குழந்தைப்பேறு மற்றும் அதனுடன் தொடர்புடைய நிகழ்வுகளை தேர்ந்த முதிர்ச்சியுடன் லாவகமாகக் கையாண்டு வந்தனர்.

அரச குடும்பங்களில் அந்த காலகட்டங்களிலேயே அரசிகளுக்கும், பேரரசிகளுக்கும் தனிப்பட்ட முறையில் அவர்களின் உடல்நலக் கோளாறுகளை கவனித்து சரி செய்து அவர்களைப் பராமரிக்க என்று பெண் மருத்துவர்கள் அரண்மனையிலேயே தங்க வைக்கப் பட்டிருந்தனர். மிகவும் அபூர்வமாகத்தான் ஆண் மருத்துவர்கள் பெண்களின் பிரசவம் கவனிக்க அனுமதிக்கப்பட்டார்கள்.

பெண்களுக்கு வைத்தியம் பார்க்கும் பெண்ணை அந்தக் காலத்தில் "மருத்துவச்சி" என்று அழைத்தார்கள். அந்த மருத்துவச்சிக்கு மகப்பேறியலிலும், தாய்மை அடைந்த பெண்ணைக் கவனிப்பதில் மிகச்சிறந்த அனுபவம் உண்டு. சுயநலமின்மை, சேவை மனப்பான்மை மற்றும் எப்போது வேண்டுமானாலும் எங்கு வேண்டுமானாலும் சென்று சேவை செய்யத் தயார் நிலையில் இருப்பது என்ற குணாதிசியங்கள் இந்தவகைப் பெண்களிடம் நிறைந்து இருக்கிறது. மனித குலத்திற்கு சேவை செய்து, பிணி தீர்த்த அப்படிப்பட்ட பெண் தெய்வங்களின் பங்களிப்பு வரலாற்றுப் புத்தகத்தின் பல பக்கங்களில் நிறைந்தும், மறைந்தும் உள்ளது.

பிணி தீர்க்கும் தெய்வத்தன்மை இயற்கையில் உளவியல் ரீதியானது. நேயமும், கவனிப்பும் பெண்களின் உடன்பிறந்த சுபாவம். இவை இரண்டும்தான் பெண்களின் பலவீனத்திற்கும் காரணமாக அமைகின்றது. உலகப்புகழ் பெற்ற ஆங்கில நாடகாசிரியர் ஷேக்ஸ்பியர் எழுதிய வெனிஸ் நகரத்து வணிகன் என்ற காதல் நகைச்சுவை நாடகத்தில் அவரால் உருவாக்கப்பட்ட ரசிக்கவைக்கும் பெண் கதாபாத்திரம்தான் போர்ஷியா. நாடகத்தின் முக்கிய கட்டமான நீதிமன்ற விசாரணைக்காட்சியில், மனித நேயம் நிறைந்த புத்திசாலியான போர்ஷியா ஆண் வேடமிட்டு ஒரு வழக்குரைஞராக வந்து ஷைலாக் எனும் கெட்ட குணம் கொண்ட வணிகனை, அவனிடம் கடன் வாங்கி திரும்பச் செலுத்த முடியாது கடனாளியாக நிற்கும் மனிதனிடம் கருணை காட்டும்படி அறிவுரை கூறுவாள்"

"கருணை எனும் தரமிக்க பண்பு துன்பம் கொடுப்பதல்ல.
வானுலகில் இருந்து கீழ் நோக்கிப் பொழியும் மெல்லிய
மழைத்துளிகள்
மண்ணின் மடியை வந்தடைவதைப்போன்றது
அது இருவகையில் ஆசிர்வதிக்கப் பட்டது.
மனமுவந்து கொடுப்பவரையும், மனம் கனிந்து
பெறுபவரையும்
வாழ்த்துகிறது.
பலம் கொண்டவர் எளியோரிடத்தில் காட்டும் கருணை
மேலும் பலம் மிக்கதாகிறது
ராஜாதி ராஜனின் மணிமுடியையைவிடவும் சிறந்ததாக
அமைகிறது"

பதினாறாம் நூற்றாண்டில் ஒரு பெண், ஆண்வேடமிட்டு வந்து மனித மனத்தில் கருணையின் தேவையை அதிலும் அவளைச்சுற்றி உள்ள ஆணினம் முழுதும் உணரும்படியாக ஒரு பெண்ணுக்கே உரிய கனிந்த மனத்துடன் சபையோருக்கு எடுத்தியம்புகிறாள் என்பது மிகச்சிறப்பான விஷயம். பிணி தீர்க்கும் பெண் குலத்திற்கு மிகவும் அவசியமாக இருப்பது மனிதத்துடன் கூடிய அணுகுமுறையே ஆகும். நோயில் அழுந்தும் நபர்களுக்கு பெண்களின் அனுசரணையான கவனிப்பினால் அவர்களின் நோயின் தாக்கமும், வலியும், சித்திரவதையும் குறையத்தான் செய்யும் என்பது அனுபவப்பூர்வமான உண்மை. உளவியல் ரீதியாகவே, அவர்களின் மந்திரம் போன்ற தொடுதலும், ஆறுதல் அளிக்கும் வார்த்தைகளும் நோயாளியின் நோவு வலியைக் குறைக்கும் சக்தி

மிக்கது. அதனால்தானோ என்னவோ, உலகம் முழுதிலும் செவிலியர் தொழில் என்பது பெண்களுக்கே உரித்தானதாகிறது. மிகவும் அரிதாகவே ஒரு ஆண் செவிலியரைக் காண முடிகிறது. போர்ஷியா கூறியது போன்றே கருணை மனம் கொண்ட பெண்கள் மட்டுமே தங்களின் கனிவான கவனிப்புடன் பிணி தீர்க்க முடியும் என்பதால்தான் பெண் செவிலியர்களே நோயாளிகளுக்கு பெரிதும் தேவைப்படுகிறார்கள்.

பெண்களின் பலவிதமான நிலைப்பாடுகளில் - மகளாக, மனைவியாக, தாயாக, சகோதரியாக, மாமியாராக என்ற நிலைகளில் அவர்கள் ஏதோ ஒரு விதத்தில் தன்னைச் சார்ந்திருக்கும் ஆணுக்கு பிணி தீர்க்கும் நிகழ்வில் முக்கிய பங்கு வகித்து, பலன் எதிர்பாராத அன்பையும் வழங்கநேர்கிறது. ஒரு தாயாக புதிதாய்ப் பிறந்த தன் குழந்தையை அரவணைத்து சாந்தப்படுத்தி அமைதிப் படுத்துகிறாள். தாய்மை உள்ளம் கொண்ட பெண் தன் குழந்தையின் மீது கொண்ட அளவு கடந்த பாசம் கொடுத்த சக்தியினால் குழந்தைக்காக எவ்வித கஷ்டத்தையும் தாங்கும் வல்லமை படைத்தவளாகிறாள். அம்மாவின் தொடுகையும், முத்தமும் குழந்தைகளின் எவ்விதக் கஷ்டத்தையும் போக்க வல்லது. அதே போன்ற தாய்மை நிறைந்த அன்பு அவளை சுற்றி உள்ளவர்களுக்கும் அவள் வாரி வழங்குகிறாள். விதிவிலக்காக சில பெண்கள் கருணையும் அன்பும் மற்றவர்களிடம் காட்ட இயலாதவர்களாக இருக்கலாம். அவர்கள் கூட தங்கள் குழந்தைகளிடத்து அன்பு பாராட்டாமல் இருக்க முடியாது. இது இயற்கையின் நியதி.

பிணி தீர்க்க வல்ல ஒரு பெண் தன்னைச் சுற்றியுள்ள நோயாளிகளின் துன்பத்தை நீக்கி, வலியிலா உலகிற்கு

அழைத்துச் செல்லத்தேவையான நேர்மறை சக்தியை மட்டுமே என்றும் ஒளிர்விடச்செய்கிறாள். பல சந்தர்ப்பங்களில், அன்பான அரவணைப்பு, பாசமுடன் தோளைத் தட்டிக் கொடுத்தல், பரிவுடன் கன்னத்தைத் தடவுதல், முன்நெற்றியைத் தொடுதல் மற்றும் இது போன்ற நுட்பமான அங்க அசைவுகளால் நோயுற்ற நபருக்கு தனது நேர்மறை எண்ணங்களை வெளிப்படுத்தி குணமடைய செய்ய வழிவகுப்பாள்.

இன்றைய பெண்கள்

இன்றைய நவீன யுகப் பெண்கள் அதிகப்படியான சுதந்திரம் பெற்று கல்வி, தொழில் இரண்டிலும் மேலோங்கி நின்றுகொண்டிருக்கிறார்கள். தன்னாட்சியின் மறுவடிவமாக அவர்கள் திகழ்கிறார்கள். வீட்டுக்கட்டுப்பாடு எனும் சிறையினுள் அவர்கள் அடைபட்டுக் கிடைப்பதில்லை. அவர்களின் பொருளாதாரச் சுதந்திரம் அவர்களை ஆண்கள் மட்டுமே உலா வந்த பல உயர்ந்த சிகரங்களின் உச்சிக்கு அழைத்து செல்கிறது. இத்தனை மகிழ்ச்சிகரமான விஷயங்களுக்கு நடுவே, அவர்கள் இழந்த சில விஷயங்கள் வருத்தம் அளிக்கிறது. அவர்களின் சொந்த நலன் மற்றும் குடும்பத்தின் உடல்நலன் பற்றிய விஷயங்களை வேறு வெளிவட்டார நிறுவனங்களில்- எடுத்துக்காட்டாக, வேலையாட்கள் வந்து சமைக்கும் உணவு, கைபேசிப் பயன்பாடு மூலம் பெறும் உணவு, அதன் தொடர்ச்சியாக நகரின் மிகச் சிறந்த பல்வேறு சிறப்பு மருத்துவமனையில் கைதேர்ந்த மருத்துவர்களால் நோய் கண்டுபிடிப்பு - என அனைத்தும் பணம் கொடுத்தே நடைபெறுகிறது. எத்தனைக்கெத்தனை அதிகம் இந்த நவீன யுவதிகள்

சம்பாதிக்கிறார்களோ, அத்தனைக்கத்தனை தங்களின் குடும்ப வளையத்தில் இருந்து விலகிச்செல்கிறார்கள். கீழ்வரும் சில எடுத்துக்காட்டுகள் இன்றைய பெண்கள் எவ்வாறு தங்களின் பாரம்பரியமான பங்களிப்புகளான உணவு வழங்குபவர்கள் மற்றும் பிணி தீர்ப்பவர்கள் என்ற இரண்டையும் தவிர்த்து வருகிறார்கள் என்று புலப்படுத்துகிறது.

1. இன்றைய பெண்கள் தாங்கள் தங்களின் வேலையில், தொழிலில் மிகவும் மும்முரமாக இருப்பதால், தங்கள் குழந்தைகளை வேலையாட்கள் பராமரிப்பில் விட்டு விட்டுவிடுகிறார்கள். குழந்தைக்கு சிறு உடல்நலக்குறைவு ஏற்படினும், மருத்துவமனையில் சேர்த்தி அங்கே கொடுக்கும் மருந்திலேயே குழந்தை வளரும்படி ஆகிறது. இதுவே பழங்காலத்தில் பாட்டி வைத்தியம் கொண்டு முடிந்தவரை குழந்தைகளின் சிறுசிறு பிரச்சினைகளை மூலிகை மருந்துகள் கொண்டு சரிப்படுத்தி, மெதுவாக என்றாலும் குணப்படுத்தி விடுவார்கள்.

2. மிகச்சிறந்த உயரத்தில் இன்றைய பெண் கொடிகட்டிப் பறந்தாலும், தனக்கு நேரும் உடல் சம்பந்தமான வியாதிகள், மனஅழுத்தம் போன்ற பிரச்சினைகள் பற்றி யாரிடமும், குறிப்பாக குடும்பத்தாரிடம் பகிர்ந்து கொள்ள விரும்புவதில்லை. அது அவளுக்கு ஒரு கௌரவப் பிரச்சினை என்று கருதி மறைத்து, தன்னிச்சையாக சில மருத்துவர்களை அணுகுவது

அவள் வாழ்வுக்கே உலை வைப்பது போல் பல சமயங்களில் அமைகிறது.

3. வீட்டில் தயாரிக்கும் உணவுப் பண்டம் என்பது இன்று அரிதாகி விட்டது. பண்டிகைக்காலங்களில் பல கடைகள் போட்டி போட்டுகொண்டு இனிப்பும், காரமும் விற்பனை செய்வது கண்கூடு. ஆனால் அவ்வாறு வாங்கும் பொருட்கள் தரம் குறைந்ததாயும், முதியோர்களுக்கு உடல்நலக் கேடு விளைவிப்பதாயும் சிலநேரங்களில் அமைந்து விடுகிறது. பழங்காலங்களில், வீடுகளில் உள்ள அனைத்துப்பெண்மணிகளும் ஒன்று கூடி கூட்டு முயற்சியாக பலகாரங்களை வேடிக்கையாய் பேசிக்கொண்டே செய்து முடிப்பர். அவை சுவை மிகுந்ததாக இருப்பதுடன், உடல் நலத்திற்குப் பாதுகாப்பானதாகவும் இருக்கும்.

4. பாரம்பரிய உணவு வகைகளைத் தவிர்த்து துரித உணவு எனப்படும் உணவுப்பண்டங்களை இன்றைய பெண்கள் தேர்ந்தெடுக்கிறார்கள். வெளிநாட்டு மனிதர்கள், தென்னிந்தியாவின் இட்லி, சாம்பார் சாப்பிட முயற்சி எடுக்கும்போது, நம் பெண்கள் காலை உணவுக்கு பாலில் ஊறிய மக்காச்சோள துகள்கள், பீசா அல்லது பர்கர் என்று வெளிநாட்டு உணவுகளை உண்பதை பெருமையாக நினைக்கிறார்கள். என்ன ஒரு முரண்பாடு!

5. தங்களின் வேலையின் அழுத்தம் காரணமாக, இயற்கையிலே தாம் பெற்ற பிணி தீர்க்கும் வல்லமையை மறந்து விடுகிறார்கள். வீட்டின்

எல்லா வேலைகளுக்கும் இயந்திரம் உள்ளது போல், இதுவும் இயந்திரத்தின் வேலை என்று நினைப்பார்கள் போலும்! இன்று எல்லா வீடுகளும் ஒரு தனித் தீவுகளாக உள்ளன. தனித்தனி தொலைக்காட்சிபெட்டி கொண்ட பல படுக்கை அறைகள், ஒவ்வொருவர் கையிலும் கைபேசிகள், கணினிகள் என அவர்களின் நவீன வாழ்வை இந்த இயந்திரங்கள் தீர்மானிக்கின்றன. இவற்றின் காரணமாக அவர்கள் ஒன்று கூடி அமர்ந்து உணவு உண்ணக்கூட வேளை அமைவதில்லை. அப்படி இருக்க பரிவோடு கூடிய தொடுதலும், கவனிப்பும் குடும்ப உறுப்பினர்கள் யாரும் யாருக்கும் கொடுக்க நேரமும் இல்லை.

மேலே கூறப்பட்ட அனைத்தும் பனிமலையின் ஒரு சிறுபகுதிதான். இன்றைய தலைமுறையின் உடல்நலக் குறைபாடுகளுக்கும், புதிது புதிதாய்த் தோன்றும் வியாதிகளுக்கும் இன்னும் பல காரணங்கள் அடுக்கிக்கொண்டே செல்லலாம். இன்றளவில், இளம் வயதுள்ளவர்களே சர்க்கரை, உயர் இரத்த அழுத்தம் போன்ற பல நாள்பட்ட வியாதிகளுக்கு மருந்து எடுக்க வேண்டிய கட்டாயத்தில் இருக்கிறார்கள்.

முடிவாக, உடல்நலம் என்பது வீட்டில் இருக்கும், பெண்களிடம் இருந்து தொடங்குகிறது. பெண்ணின் இருதயம் மட்டும் என்றுமே அவளுக்காகத் துடிக்காமல், மற்றவர்களுக்காகவே துடிக்கிறது. உடல்நலக்கவனிப்பு என்பது பெண்களின் வாழ்க்கைமுறையிலேயே தொடங்குகிறது. இல்லத்தின் சுத்தமும் சுகாதாரமும்தான் உடல்நலத்தை அடிப்படைக் காரணிகள். பெண்களால் நோய் வருமுன் காக்கவும் முடியும், நோய் வந்தபின்

ரட்சித்து பிணி தீர்க்கவும் இயலும். இல்லத்து தேவதைகள் தங்களின் செயல்பாடுகளை மனிதம், ஞானம் என்ற இரண்டின் உதவி கொண்டே நிகழ்த்துகின்றனர்.

பெண்கள் - பிணி தீர்க்கும் சமய சஞ்சீவினிகள் - ஆம் முழுமனதுடன் ஆமோதிப்போம்.

16 லிட்டர் தண்ணீர்

–திருமதி. நபநீத்தா பூயன் மேத்யு

நீர், நீர் எங்கும் நிறைந்துள்ளது
எனினும் பருக ஒரு துளி கூட இல்லை

–ஆங்கிலக் கவிஞர்
சாமுவேல் டெய்லர் கோலரிட்ஜ்

1968-ஆம் ஆண்டு அசாமில் பிறந்த திருமதி. நபநீத்தா பூயன் மேத்யு ஒரு கவிதாயினி. வடகிழக்குமலைப்பல்கலைக்கழகம் (North Eastern Hill University - NEHU), ஷில்லாங்கில் தனது பட்டப்படிப்பை முடித்தார். தனது குழந்தைப்பருவம் முதலில் இருந்தே கவிதைகள் படைக்க ஆரம்பித்த அவரின் படைப்புகள் பல்வேறு உள்ளூர் மற்றும் வெளிநாட்டு கவிதைத்தொகுப்புகளில் வெளியிடப்பட்டன. அவரது கவிதைகள் உள்ளடங்கிய முதல் கவிதைத்தொகுப்பு "முடிவிலிகளின் ரகசியம்" (Whispers of Infinity) மே மாதம் 2018 -ம் ஆண்டு வெளியிடப்பட்டது. சிறுநீரக கோளாறுகளால் நோயில் வீழ்ந்த தன் தகப்பனாரின்

கொடுந்துயரையும், அதனால் பாதிக்கப்பட்ட குடும்பம் பற்றியும், ஒரு மகளாக தன் அன்புத்தந்தையை அவர் பராமரித்த விதத்தையும் பற்றி மிகத் தெளிவாக விவரித்து இக்கட்டுரையில் எழுதி உள்ளார். தற்போது அவர் தனது குடும்பத்துடன் சவூதி அரேபியாவில் வசித்து வருகிறார்.

ஒரு நாள் எனது தாயார் மூச்சிரைத்தவாறே, தன்னால் பகிர்ந்துகொள்ளவே முடியாத ஒன்றைக் கூறவந்தது போல், பெரும் படபடப்புடன் மேல்மாடியில் இருந்த எனது அறையை நோக்கி ஓடி வந்த போது, அவரின் முகம் வெளிப்படுத்திய மொழியில் இருந்து, ஏதோ ஒன்று தவறாகப் போய்விட்டது என்று நான் உணர்ந்து கொண்டேன். அவர்களின் அவசரம் புரிந்து நான் என்ன என்று கேட்பதற்குள், அவரே அச்சுறுத்தும் சில வார்த்தைகளை பரபரப்புடன் வெளிப்படுத்தினார் "உனது அப்பா இனி நீண்டகாலம் வாழப்போவதில்லை"என்று. கடும் அதிர்ச்சியில் உறைந்து வார்த்தைகள் வறண்டுபோய்,மூளை செயலிழந்து போன நிலையில் நான் இருந்தேன். ஏதோ ஒரு அதிக மின்னழுத்தம் கொண்ட மின்சாரக் கம்பி என்னுடைய நரம்பில் பாய்ந்து என்னைச் சிந்திக்கக் கூட விடாதது போன்றதொரு உணர்வில் தவித்த நான், கடும் கோபத்துடன் என் தந்தையைப் பற்றி அவ்வளவு மோசமான செய்தி கூறிய என் தாயின் அப்படிப்பட்ட வாதத்திற்கு காரணம் என்னவாக இருக்கும் என்று அதிர்ச்சியுடன் வினவினேன். எனது தந்தை ஒரே இடத்தில் மாறாமல் அமர்ந்து கொள்கிறார் எனவும் அவருடைய நடத்தை மிகவும் வித்தியாசமாக உள்ளது என்றும், அவரைச் சுற்றி என்ன நடக்கிறது

என்பதைப்பற்றி சிறிதும் கூட உணராமல், அக்கறை கொள்ளாமல் இருக்கிறார் என்று எங்கள் மா (நாங்கள், அவரின் குழந்தைகள் அவரை அப்படிதான் அழைப்போம்) அவரின் சோகம் படிந்த, சோர்வான முகத்துடன் எனது தந்தையைப் பற்றிக் கூறுவதைத் தொடர்ந்தார்.

எங்கள் மா தான் கவனித்ததாகச் சொன்ன அறிகுறிகளைச் சரிபார்க்க நான் உடனே கீழிறங்கி ஓடினேன். எப்போதும், மதிய உணவுக்குப் பின், வீட்டின் பின் தோட்டத்தில், பூக்களால் சூழப்பட்ட இடத்தில், சிவப்பு நிற பிளாஸ்டிக் இருக்கையில் அவர் எப்போதுமே சற்று ஓய்வாக அமர்ந்திருப்பார். எங்கள் வீட்டின் பின்புறத்தில் உள்ள தோட்டம் பறவைகளின் புகலிடமாகவும், பூந்தொட்டிகளும், அவர் நட்டு வைத்த பல்வேறு வகையான கற்றாழைச்செடிகளும் என பூத்துக் குலுங்கும் சோலையாகவும் இருக்கும். பூக்களும், காய்கறிகளும் கொடுக்கும் செடிகளை நட்டு வளர்ப்பதில் அவருக்கு இருக்கும் ஆர்வம், ஒவ்வொரு பருவ காலத்திற்கும் உரிய மகிழ்ச்சியை அனுபவித்தல், உயர்ந்து நெடிந்த இடங்களில் பூந்தொட்டிகளைத் தொங்க விடுதல், செடிகளுக்கு தண்ணீர் பாய்ச்சுதல், உரிய நேரத்தில் களை எடுத்தல், மண்ணை மென்மையாக மாற்றுதல் என இவை அனைத்தும் அவரது அன்றாட வாழ்வில் தினமும் அவர் செய்யும் காரியங்கள் ஆகும்.

மெலிதாய் காற்றில் கலந்து உலவும் நறுமணத்தைக் கொண்டே தோட்டத்தில் மலர்ந்திருக்கும் மலர்களையும், பலவண்ணக் காட்சி பெட்டகமாய் வளைய வரும் பட்டாம்பூச்சிகளின் இருப்பையும் ஒருவர் அறிந்து கொள்ள ஏதுவான கம்பீரமான தோட்டம் அவர் பராமரித்து வந்தார். சில சமயங்களில் பறவைகளின் இனிய சங்கீதத்தைக்

கேட்டுக் கொண்டு என, சில தருணங்களில் படபடத்துப் பறக்கும் சிறு தேனீக்களையும், தும்பிகளையும் வெறித்து நோக்கிக்கொண்டு என அவர் அந்தத்தோட்டத்தினுள்ளேயே பல சமயங்களில் தொலைந்து போய்விடுவது போல் தோற்றம் இருக்கும். பின்புறத் தோட்டத்தில் பரந்து விரிந்திருக்கும் நீலவானத்தின் கீழ் ஆயாசமாக அமர்ந்து தேநீர் மற்றும் சிற்றுண்டிகளை சுவைக்க அவருக்கு விருப்பம் அதிகம். இத்தகைய காரணங்களால், அவர் சாதாரண உலகத்தை விட்டு விலகிச்செல்வதை, அதாவது அவரைச்சுற்றி நடப்பதில் ஆர்மவற்று இருப்பதை நாங்கள் சந்தேகிக்கவில்லை. ஆரம்பத்தில், ஒரு தெளிவற்ற வெற்றுப்பார்வையுடன், ஞாபக மறதி கொண்டவராக அவர் காட்சி அளித்தபோது, அதை இயற்கையை ரசிக்கும் சந்தோசத்தை உள்ளடக்கிய அவரின் அன்றாட அணுகுமுறை என்றே நாங்கள் தவறாக கணித்துவிட்டோம்.

அதே சமயத்தில், நாங்கள் வைத்திருந்த கார் எங்கள் குடும்ப உறுப்பினர்கள் அனைவரையும் உள்ளடக்க வேண்டிய இடவசதி இல்லாததால், புதிதாய் ஒரு பெரிய கார் வாங்க தீர்மானித்திருந்தோம். எனது அப்பாவுக்கு கார்களை ஓட்டத்தெரியாது, ஓட்டுநர் வைத்தே கார்களில் பயணம் செய்வார் என்றாலும் கார்கள் என்றால் அலாதிப் பிரியம். கடைசியாக, அவர் வைத்திருந்த ஓட்டுனரும் தனது சேவையைத் தொடர மனமில்லாமல் வேலையை விட்டு சென்று விட்டார். ஓட்டுநர் இல்லாதது வேறு எனது அப்பாவை சோகத்தில் ஆழ்த்தியது ஏனெனில் அவரால் வீட்டை விட்டு எங்கும் செல்ல இயலாத நிலையாகிவிட்டது.

அப்பாவின் தனித்து ஒதுங்கிய செயலுக்கும், அவரின் உலகத்தில் அவர் தன்னை ஈடுபடுத்திக் கொண்டதற்கும் ஒட்டுநர் இல்லாது உதவியற்ற நிலையில் அப்பா இருந்ததால் என்று நாங்களே காரணம் கற்பித்து ஊகித்துக் கொண்டோம். எனவே, அவருக்காக என்று ஒரு தானியங்கிக்கார் ஆச்சர்யப்பரிசாக வழங்க முடிவு செய்தொம். காரின் நிறத்தையும், மாதிரியையும் தேர்வு செய்ய அப்பாவை எங்களுடன் அழைத்தும் சென்றோம். அதனுடன் கூடவே, கவுஹாத்தியில் உள்ள ஒரு தனியார் மருத்துவமனையில் அவருக்கு பரிசோதனை நடத்தவும் திட்டம் தீட்டினோம். கார் வாங்குவதற்குரிய சம்பிரதாயங்கள் அனைத்தையும் முடித்தபிறகு, இன்னும் ஒரு வார கால அவகாசத்திற்குள் விநியோகம் செய்ய வேண்டும் என்று கேட்டுக்கொண்டு, அப்பாவை மருத்துவமனைக்கு பரிசோதனைக்காக அழைத்துச் செல்ல ஆயத்தமானோம். எங்களுடன் எங்களின் நெருங்கிய உறவினர் ஒருவரும் தானாகவே விருப்பத்துடன் துணை வந்தார்.

நாங்கள் மருத்துவமனையை அடைந்து, மருத்துவரை கலந்தாலோசித்து அவர் கூறியபடியே நோய் கண்டறிதல் தொடர்பாக சில மருத்துவ பரிசோதனைகளை செய்து முடித்தோம். பல்வேறு ஆராய்ச்சிக்கூடப்பரிசோதனைகள் நடத்தப்பட வேண்டியிருந்தது. என்னுடன் இருந்த எனது தாயாரும், வயதான உறவினரும் மிகவும் களைப்படைந்து கண் செருகித்தூங்கும் நிலையில் இருந்தார்கள். அனைத்துப் பரிசோதனை முடிவுகளையும் பார்த்தபிறகு, சோதனை முடிவுகள் அச்சுறுத்தும் விதமாக இருந்ததால், மருத்துவர், அப்பாவை உடனடியாக மருத்துவமனையில் அனுமதிக்கும்படி வலியுறுத்தினார்.

தோராயமாக பதினாறு லிட்டர் தண்ணீர் அப்பாவின் உடலில் தேங்கி நின்று அப்பாவின் சிறுநீரகம் செயலிழந்திருப்பதைக் குறிப்பதாக மருத்துவர் உறுதி செய்தார். அன்றைய நாளின் எனது கடைசி வேலையாக, அப்பாவினால் குனிந்து செய்யமுடியாததால், அப்பாவின் கால் ஷூ நாடாக்களை கட்டிவிட உதவி செய்ததுதான். அவரின் முகமும், கால்களும் மொத்தமாக வீங்கிவிட்டன. நாங்கள் அந்த மருத்துவமனையில் ஒரு அறை எங்களுக்கு என்று ஒதுக்கப்படும்வரை ஒரு விடுதியில் அறை எடுத்துத் தங்கினோம். அடுத்தநாள் காலை அப்பாவை மருத்துவமனைக்கு அழைத்துச் செல்ல வேண்டியிருந்ததால் எனது சகோதரரும், எனது அம்மாவும் அங்கேயே தங்கி விட்டார்கள். ஆனால் நான் என் குழந்தைகள் அடுத்த நாள் பள்ளி செல்ல அவர்களை அனுப்ப வேண்டி இருந்ததால் அன்றே திரும்பிவிட்டேன். அப்படியாக ஒரு மாதம் வரை எனது அப்பா மருத்துவமனையில் அனுமதிக்கப்பட்டு, மருந்துகள் உதவியால் கொஞ்சம் கொஞ்சமாக முன்னேறிக்கொண்டிருந்தார்.

அவரின் உடல்நலம் கொஞ்சமாகத் தேறியபின், அவர் மருத்துவமனையில் இருப்பதை விரும்பாமல், எனது சகோதரரின் மனைவிக்கு பிரசவ காலம் நெருங்கி விட்டதால், வீட்டுக்குத் திரும்பிச்செல்ல மிகவும் விரும்பினார். எனவே, புதிதாய் பிறந்த பேரக்குழந்தையை வரவேற்கும் எண்ணத்தில் வீடு திரும்பிய அப்பாவின் உடல்நிலைமை மீண்டும் சீர்கெட ஆரம்பித்தது. அதன் பிறகு நான்கு அல்லது ஐந்து நாட்களுக்கு உள்ளாகவே தனியார் ஆம்புலன்ஸ் மூலம் மருத்துவமனைக்கு கூட்டிச்செல்ல நேரிட்டது. அவரின் சீரம் கிரியாட்டினைன்

(serum creatinine) அளவு அதிகம் இருந்ததால் சித்தப்பிரமை பிடித்தவர் போல் அவர் காணப்பட்டார். அடுத்து வந்த ஒரு மாத கால மருத்துவமனை வாழ்வில், அவரது இடது கரத்தில் மருந்துகளைச்செலுத்தி நிர்வகிப்பதற்காக சிறு அறுவைச்சிகிச்சை மூலம் நரம்புகளுக்குள் சிலாகையேற்றிய முயற்சியும் (AV Loops) தோல்வி அடைந்தது. அதிக அளவு சக்தி கொண்ட மருந்துகள் வாய் வழியாகக் கொடுக்கப் பட்டன. இத்தனை இருந்தும், அவரின் இடது கரத்தில் சீழ் கட்ட ஆரம்பித்து, அந்தப்புண் மிகவும் அபாயகரமானதாக மாறியது. அந்த வலியின் காரணமாக அவர் என்னை அவரைத் தொடுவதற்க்கோ அல்லது ஆடை மாற்ற உதவி செய்யவோ அனுமதிக்கவே இல்லை. கடும் வேதனையும் கோபமும் கொண்டு அவர் கத்தி ஆர்ப்பாட்டம் செய்தார். அவர் தனது உடல் உருச்சிதைவது போன்ற உணர்வு பெற்றிருந்தார்.

ஒரு நாள் இரவு, அவரது படுக்கையில் அவர் அமர்ந்து கொண்டு தன் கற்பனையில் உள்ள யாரிடமோ எல்லாம் உரையாட ஆரம்பித்தார். அவர் அந்த உருவங்களைக் காற்றில் காண்பதாகக் கூறினார். யாரேனும் அவரை “உங்கள் மகள் எங்கே?” என்று வினவினால், மெல்லிய புன்னகையுடன் மேலே உள்ள கூரையைக் கைநீட்டிக் காட்டி “அதோ! அங்கே” என்றுரைத்தார். நாங்கள் தங்கியிருந்த மருத்துவமனையின் அளவுக்கு அதிகமான கட்டணம் மென்மேலும் செலுத்த இயலாத காரணத்தினால் மருத்துவரின் ஆலோசனையோடு அவரை வேறு ஒரு மருத்துவமனைக்கு நாங்கள் மாற்றினோம். திரும்பவும், இந்த புதிய மருத்துவமனையில், தொடர்ந்து கூழ்மப்பிரிப்பும் (dialysis), குருதி ஏற்றமும் (blood transfusion) நடந்தது.

எனது சகோதரர் ஒரு குருதிக்கொடையாளியை கண்டுபிடித்துத் தருமாறு வேண்டினார். நானும் எனது சகோதரி மகனிடம் வேண்டினேன். அவனும், அவனது நண்பர்களும் குருதி தானம் தர மனமார முன் வந்தார்கள். அவர்கள் அனைவரும் என் தந்தையை அவரின் மனம் திறந்த பேச்சுக்களுக்கும், அன்பு, வளைந்து கொடுக்கும் தன்மை, கலந்து பழகும் குணம் மற்றும் என் தந்தைமேல் அவர்களுக்கு இருக்கும் மரியாதை காரணமாக அவரை மிகவும் நேசித்தார்கள். எந்தச் சூழ்நிலைக்கும் தன்னைப் பொருத்திக் கொள்ளும் அவரின் சுபாவத்தை அவர்கள் பெரிதும் ரசித்திருக்கிறார்கள். அப்பாவுக்கு சிகிச்சை அளித்தவர் எனது சகோதரனின் நண்பனும், வகுப்புத் தோழனுமான ஒரு மருத்துவர். இது போன்றே சரியான முறையில் அவருக்கு கூழ்மப்பிரிப்புச் சிகிச்சை ஒரு மாதம் தொடர்ந்தது.

ஒரு நாள் திடீரென எனது சகோதரன் வீட்டில் இருந்த என்னை தொலைபேசி மூலம் அழைத்து "நாம் இனி எதற்கும் தயாராக இருக்கவேண்டும் ஏனெனில் அப்பாவின் வாழ்வு இன்னும் ஆறுமாதகாலம் தாக்குப் பிடிப்பதே கஷ்டம்" என்ற செய்தியைக் கூறினான். இந்த அதிர்ச்சியான செய்தியைக் கேட்டவுடன் எனக்கு மன அழுத்தமும், உயர் ரத்தஅழுத்தமும் கூட ஆரம்பித்தது. தொடர்ந்து பதினைந்து நிமிடங்கள் நான் படுக்கையிலே கிடந்தேன். நான் படுத்த படுக்கை, தனக்கும் இதயம் துடிப்பது போலவும், அந்தத் துடிப்பு கடும் நிலஅதிர்ச்சி போன்ற பாவனையில் இருந்து கட்டில் மேலும் கீழும் ஆடுவதுபோலவும் நான் உணர்ந்தேன். தாய்மைப்பேறு அடைந்திருக்கும் எனது அண்ணியும், வீட்டின் பெண் உதவியாளரும் எனது அருகில் அமர்ந்து என்னை

கவனித்துக் கொண்டே என்னை தேற்றவும் முயற்சித்தனர். உண்மையில் அவர்கள் இருவரும் மிகவும் பயந்துபோய் இருந்தார்கள். அந்த நிமிடத்தில், என்னை சரி செய்து கொள்ள நான் எவ்வளவோ முயற்சித்தாலும், அதிகப்படியாகத் துடிக்கும் எனது இருதயத்தை என்னால் சாந்தப்பப்படுத்தவே இயலவில்லை.

வெளிநாட்டில் வேலை செய்யும் எனது கணவர் என்னை தொலைபேசியில் தொடர்பு கொண்டு பேசியபொழுதில், மெதுவாக நான் அமைதியடைய ஆரம்பித்தேன். அவர் அங்கிருந்தவாறே பல மருத்துவர்களை தொடர்பு கொண்டு இதற்கான வைத்தியம் பற்றி தெரிந்துகொண்டு என்னிடம் கூறினார். அதை நானும் தொடர்ந்து எப்போதும் போல் கடைப்பிடிக்க முனைந்தேன். வந்திருக்கும் சூழலை துணிச்சலுடன் எதிர்கொள்ளுமாறு அவர் என்னை மிகவும் ஊக்குவித்தார். மெதுவாக எனக்கு நேர்ந்த அதிர்ச்சி குறைய ஆரம்பித்தவுடன், சற்றே குரூரத்துடனும், சத்தமாகவும் ஒன்றுமே நடவாதது போல் சிரித்து எனது அண்ணி மற்றும் உதவியாளரை கொஞ்சம் நிம்மதி அடையச் செய்தேன்.

இதற்கிடையில், மருத்துவமனையில் இருந்த எனது அப்பா முதலில் ஏற்க மறுத்து வந்த அன்றாட சிகிச்சைகளுக்கு தற்போது பழகிப்போய் அமைதியாய் ஏற்றுக் கொள்ள ஆரம்பித்தார். அவரது உடல் மெதுவாக கடும் வேதனைகளைத் தரும் சிகிச்சைகளைத் தாங்கப்பழகிக் கொண்டது. இல்லாவிடில் பொதுவாக, கூழ்மப்பிரிவு சிகிச்சையின் போது முனகி, அது முடிந்ததும் காய்ச்சல் வந்து, அதன் பின்னர் கூட இருக்கும் எனது அம்மாவை ஒரு கணம் கூட நகர முடியாமல் தொந்தரவு செய்வார். முதலில், அவரின் உடலில்இருந்து

கூழ்மப்பிரிவு இயந்திரத்தில் இணைக்கப்பட்டிருக்கும் குழாய்களைக் கண்டு கடும் எரிச்சல் கொண்டு அவற்றை பிடுங்கி வீசி, அதனால் ரத்தம் ஆறாகப் பெருக்கெடுத்து ஓடும் நிலைகூட ஏற்பட்டது. மிகவும் முரணாக அங்கே இருந்த செவிலியர் இதைப் பெரிதும் பொருட்படுத்தவே இல்லை. அவர் அப்படியே ஆழ்மயக்கத்தில் போய் இருந்திருக்கக் கூடும் (எந்தச் செவிலியரும் கூட இல்லை, தனியார் மருத்துவமனையிலும் கூட நோயாளியை கவனிப்பதில் பெரிய அக்கறை இல்லை), இந்த விஷயம் மட்டும் அம்மாவின் பார்வைக்கு வரமால் இருந்திருந்தால், அதுவும் அம்மா கண்ணாடி வழியாக தற்செயலாக உள்ளே நோக்கியபோது (மற்ற பல நோயாளிகளும் இதே சிகிச்சையில் உள்ளே இருப்பதால், நோயாளிகளின் உறவினர்களை பொதுவாக அந்த அறைக்குள் விடுவதில்லை). அப்பாவின் உடல் முழுதும் குருதியில் நனைந்திருப்பதைக் கண்ட அம்மா, அதிர்ச்சியில் அலாரம் ஒலித்து செவிலியரை அழைத்தார்கள். அதன் பின்னரே அம்மாவால் செவிலியர்கள் கவனத்தை அப்பாவின் பக்கம் திருப்ப முடிந்தது.

மருத்துவமனைப்பராமரிப்பில் இரண்டு வகைகள் உண்டு. ஒன்று மிகுந்த அக்கறையுடனும், கவனத்துடனும் பராமரித்துப் பாதுகாப்பது. இன்னொன்று பணம் பறித்தலும், புறக்கணிப்பும் என்பது. மருத்துவமனை ஊழியர்கள் நோயாளிகளை மோசமாக நடத்தும் அளவு சென்றுவிட்டார்கள். நோயாளிகளை இம்சை படுத்துகிறார்கள் என்ற குற்றச்சாட்டு கூட அவர்கள் மேல் எழுந்தது. அவர்கள் நோயாளிகளை அன்போ அல்லது பரிதாப உணர்ச்சியோ இல்லாது அளவு கடந்த வெறுப்புடனும், அவமதிப்புடனும் நடத்தத்

தலைப்பட்டதுடன், அவர்களிடம் அன்போடு பேசவோ, மென்மையாகக் கையாளவும் முயற்சிக்கவில்லை. நினைத்துப் பார்க்கவே முடியாத கொடுமையான அப்படிப்பட்ட நேர்மையற்ற செயல்களின் காரணமாக, மருத்துவமனையில் பல இறப்புகள் நடந்திருக்கின்றன. நோயாளிகள் குருதிக் கூழ்மப் பகுப்புமுறை சிகிச்சை (haemodialysis) எடுத்துக்கொள்ளும்போது, அவர்களின் மனநிலையில் மாறுதல் ஏற்பட்டு, அவர்கள் எரிச்சலுடனும், கடுப்புடனும் இருப்பார்கள். அந்த சமயத்தில் அவர்கள் செய்யும் முரட்டுப் பிடிவாதத்தைப் பொறுத்துக்கொள்ள முடியாத செவிலியர்கள் அவர்களை மிகவும் கண்டிப்புடன் கையாளுவதும், வலுக்கட்டாயமாக அவர்களை அடக்க நினைப்பதும், சில நேரங்களில் முரட்டுத்தனமாக பிடித்து இழுப்பதும் என பல கொடுமைகள் நடப்பது மறுக்கமுடியாத உண்மை.

அப்பா நல்ல நிலையில் இருக்கும்போது, யாரையும் அவருக்காக வேலை செய்ய விடமாட்டார். அவர் தான் சுயேச்சையாக இருப்பதில் மிகுந்த பெருமை கொள்ளுபவர். அப்படிப்பட்டவர் மருத்துவமனை ஊழியர்களின் கடினமான வார்த்தைகளைக் கேட்கும்போது எதிர்வினைச்செயல் புரிவது இயற்கையே. எங்களின் மருத்துவர், அப்பாவிற்கு ஒரு மகன் போன்று அன்புடன் இருப்பவர், அப்பாவின் மனநிலையை நன்கு புரிந்து கொண்டு, இரண்டு இளம் ஆண் ஊழியர்களை அப்பாவின் தாடியை சவரம் செய்யச்சொல்லி, பார்க்க நல்ல சுத்தமாக இருக்கும்படி தயார் செய்து, சக்கர நாற்காலியில் மருத்துவமனையைச் சுற்றி ஒரு வலம் வரும்படி பணித்திருந்தார். ஆனால் அப்பாவுக்கு அதில் ஏனோ பெரிதும் விருப்பம் இல்லை. ஒரு நாள் எனது முன்னிலையிலேயே, (நான் பார்க்கிறேன்

என்று அந்த ஊழியர்களுக்குத் தெரியாது) அவரை சக்கர நாற்காலியில் அமரவைத்து, மிக வேகமாக நகர்த்திச் சென்று, அவரிடம் மிகவும் கடுமையுடன் நடந்து கொண்டார்கள். அவரை ஒரு இளம் வயது சிறுவனை மிரட்டுவது போல் நடத்தினார்கள். என் அப்பாவின் தலை மேலும் கீழுமாக நிற்காமல் வேகமாய் அசைவதையும், அந்தப் போராட்டத்தில் அவர் முகம் பயத்தில் பேயறைந்தாற்ப் போன்று உள்ளதையும் கண்டேன். சிறிதுநேரத்திற்குப் பின் அவரது தலை சுற்றுவதாக அவர் புகார் கூறினார். இப்படிப்பட்ட கொடுமையான நடவடிக்கைகளால் மனம் கடுமையாகப் பாதிக்கப்பட்டார். இது போன்ற ஒரு உண்மையான மனஅதிர்ச்சி நோயில் அவதிப்படுபவர்களை எளிதில் சாகடித்து விடும்.

இதனிடையே, என் கணவர் பணிபுரியும் இடமான சவூதி அரேபியாவில் என்னுடைய விசாவைப் புதுப்பிக்க வேண்டி நான் அங்கே திரும்பிச்செல்ல வேண்டியிருந்தது. எனவே என்னுடைய அப்பாவிடம் அனுமதி வேண்டி அவரைக் காணச்சென்றேன். மீண்டும் என்னை சவூதியில் இருந்து கூடிய சீக்கிரம் திரும்பி வரவேண்டும் என்று கூறிய அப்பா, ஒரு காலத்தில் அவரே மருத்துவமனையில் பணியாற்றிய அனுபவத்தால் ரேடியோ கதிர்கள் உபயோகிக்கும் துறையில் இருந்ததால், தன் உடலில் நடப்பது என்னவென்று நன்கு அறிந்து கொண்டு,, அவர் இன்னும் அதிக காலம் வாழப் போவதில்லை என்றும் உரைத்தார்.

அவர் ஒரு சர்க்கரை நோயாளியாக இருந்த போதிலும், முறையான உடற்பயிற்சி மூலமும், சரியான, அளவான உணவு முறை மூலமும் அதைக் கட்டுக்குள் வைத்திருந்தார். பணிநிறைவு பெற்றபின் அவரது அன்றாடப் பணிகளில்

சிறிது தொய்வு ஏற்பட்டதால், அவரது நிலைமை கொஞ்சம் சீர்கெட்டது. நான் சவுதி அரேபியாவுக்குச் செல்லும் முன், அவரின் பாதங்களைத்தொட்டு ஆசி பெற முனைந்தால் அவர் கண்கலங்கிவிடுவார் என்பதால், என் அப்பாவின் பாதங்களை எனது மடியில் வைத்துக்கொண்டு, மிகுந்த வாஞ்சையுடன் தடவிக் கொடுத்து விடை பெற்றேன்.

தொடர்ந்து நடந்த கூழ்மப்பிரிவு சிகிச்சை மூலம், அவரின் உடல்நிலையில் நல்ல முன்னேற்றம் தென்பட்டது. அவரால் வெளியில் நடக்கவோ, மற்றவர்களுடன் சாதாரணமாக பேசவோ முடிந்தது. எனது சகோதரர்களும், அவரை வழக்கமான கூழ்மப்பிரிவு சிகிச்சைக்கு அழைத்துச் செல்வதாகட்டும், சரியாக உணவு கொடுத்து பராமரிப்பதிலாகட்டும், குறை ஏதும் இல்லாமல் நன்கு பார்த்துக் கொண்டார்கள். எனது இளைய சகோதரன் மருத்துவரிடம் ஒவ்வொரு நிலையிலும் கலந்தாலோசித்து அவருக்குத் தேவைப்படும் அளவான இன்சுலின் தொடர்ந்து கொடுக்கும் வேலையை ஏற்றுக்கொண்டான். கூழ்மப்பிரிவு சிகிச்சைக்கான இயந்திரத்தைத் தவிர ஏறக்குறைய பல பரிசோதனைகளுக்குத் தேவையான மற்ற எல்லா இயந்திரங்களும் நாங்கள் வீட்டில் வாங்கி வைத்துவிட்டோம். வீடு இப்போது மருத்துவமனை போலாகிவிட்டது. ஒவ்வொருவரும் எப்போது என்ன மருந்து அல்லது உணவு கொடுப்பது என்ற நேர அட்டவணையை நன்கு மனதில் பதிந்து வைத்திருந்தார்கள்.

சில நேரங்களில் அவரை நெருங்கிய உறவினர்கள் வீட்டுக்கும் அழைத்துச் சென்றனர். ஒரு நாள் திடீரென எனது சகோதரன் என்னை அழைத்து அப்பாவின் சர்க்கரை அளவு ஆபத்தான அளவான முப்பதிற்கு குறைந்துள்ளது என்றும் அப்பாவை மறுபடியும் மருத்துவமனையில்

சேர்த்திருப்பதாகவும் கூறினான். நல்லசிகிச்சையில் சலைன் மற்றும் க்ளுகோஸ் ஏற்றப்பட்டு அப்பா மெதுவாக குணமடைய ஆரம்பித்தார். அந்த நிகழ்வு மிகவும் ஆபத்தான ஒன்று என்றாலும் அதன்பின் அது போன்று நிகழவில்லை. என் சகோதரன் என்னை எத்தனை விரைவாய் இந்தியா முடியுமோ, அத்தனை சீக்கிரம் வந்து சேரும்படி வேண்டிக் கொண்டான். அதன் பேரில் நான் வீடு வந்து சேர்ந்தபோது, என் வருகைக்காக அப்பா மிகுந்த ஆவலுடன் காத்திருந்தார். அவர் கண்களில் இருந்து கண்ணீர் உருண்டு கன்னங்களில் வழிந்தோடியது "நல்லவேளை நீ வந்தாய்! இல்லாவிடில் நீ என்னை உயிருடன் பார்த்திருக்கவே முடியாது." என் அப்பாவுக்கு நான் என்றுமே செல்ல மகள், வலது கரம் போன்றவள் என்பதால் என்னை பிரிந்திருக்க அவருக்கு முடியாது.

அவருடைய மன அமைதிக்காக அவரை நாங்கள் வெளியே வேடிக்கை பார்க்க அழைத்துச் செல்வதுண்டு. ஏதாவதுஒரு அதிசயம் எப்படியாவது நடந்து அப்பா பிழைத்துக் கொள்ளமாட்டாரா என்பது எங்களின் குருட்டு நம்பிக்கை. மனதளவில் அவர் மிகுந்த பலத்துடன் இருந்தாலும், தொடர்ந்து கூழ்மப்பிரிவு சிகிச்சை பெற்று வருவதினால், உடலால் மிகவும் தளர்ந்திருந்தார். என்னால் எவ்வளவு நேரம் அவரோடு காலம் கழிக்க இயலுமோ, அத்தனை நேரம் அவருக்குத் துணையாய் நான் இருந்தேன். சில சமயம் அவரை வற்புறுத்தி பிறந்தநாள் விழா அல்லது அது போன்ற கொண்டாட்டங்களுக்கு அழைத்து செல்வதையும் வழக்கமாக்கிக் கொண்டேன். அவரின் பாதங்களையும், கைகளையும் நன்கு கழுவி விட்டு, அவரின் இயற்கை உபாதைகளைக் கழிக்க துணை நின்று, நன்கு சவரம்

செய்து, சுத்தமாய் குளிக்க வைத்து என்று அனைத்துப் பொறுப்புகளையும் நானே கையில் எடுத்துக் கொண்டேன். அது மட்டும் அல்லாது, அவரது தலைமுடியை நவீன நாகரீகப் பாணியில் வெட்டிவிட்டால் அவரின் மனதில் இளமையையும், நம்பிக்கையையும் மீண்டும் விதைத்து அதன் மூலம் அவரது வாழும் ஆசையையும், நோயை எதிர்த்துப் போராடும் தன்மையும் அவருக்கு கிடைக்கும் என்று எண்ணி அதையும் செய்தேன். ஒவ்வொரு மாலை நேரங்களிலும், அவருக்காக கடவுளிடம் மனமுருக பிரார்த்தனை செய்து, கடவுள் துதிப் பாடல்கள் அவரிடம் பாடிக்காட்டினேன். அவரை ஒரு நாற்காலியில் அமரவைத்து, வெளி உலகம் இழுத்து வந்து அவர் என்றும் விரும்பும் பச்சை நிற இயற்கையைக் காட்டி அவருக்கு வாழவேண்டும் என்ற புது உத்வேகத்தை அளிக்க முயற்சித்தேன்.

அவர் தன் பேரக்குழந்தைகளிடம் மிகுந்த பற்றுதல் கொண்டிருப்பார். ஒருமுறை, எனது இளைய மகன் அவனது சகோதரர்களுடன் பாட்மிண்டன் விளையாடும் போது கையில் உள்ள பந்தடிக்கும் மட்டையை சரியாக பிடிக்க முடியாமல், வந்த பந்துகளை சரியாக அடிக்க முடியாமல் என்று தொடர்ந்து தோல்வியை சந்தித்துக் கொண்டே இருந்தான். என் அப்பா தடுமாறி வெளி வராண்டாவுக்கு வந்து ஜன்னல் கம்பிகளை துணைக்குப் பிடித்துக் கொண்டு, எப்படி மட்டையை கையில் பிடித்து விளையாடவேண்டும் என்று அபிநயத்துக் காட்டுவதை நான் பார்த்துக்கொண்டிருந்தேன். அவர் மாணவனாக இருக்கையில் கல்லூரியின் சாம்பியன் பட்டம் பெற்றதுடன், இது போன்ற விளையாட்டுகளை அதிகம் விரும்பி விளையாடுபவரும் கூட. குழந்தைகள்

அவரைத் தொடர்ந்து விளையாடும்படி வேண்டினார்கள். ஆயினும் அவர் மறுத்து விட்டார். அதுதான் கடைசி முறை அந்த மட்டையை அவர் கையில் பிடித்தது. மிகுந்த சந்தோஷத்துடனும் உற்சாகத்துடனும் அவர் இருந்தார். பொதுவாக நமக்கு வயது அதிகம் ஆகி முதுமை அடையும்போது, குழந்தைகளின் துணையை அதிகம் நாடுவது இயல்பு, ஏனெனில் குழந்தைகளும், முதியவர்களும் ஒருவரை ஒருவர் எளிதில் புரிந்து கொள்ளமுடியும் என்பதால். அவர்கள் இருவரும் பரஸ்பரம் நல்ல ஜோடியும், நல்ல குழுவினரும் கூட.

எத்தனையோ என்னால் இயன்ற அளவு எனது நேரத்தை அவருக்காக ஒதுக்கி, அவரை தனிமையில் வாடவிடாமல், பேசுவதற்கு ஊக்கம் கொடுத்து, அவர் நினைப்பது என்ன, நாம் நினைப்பது என்ன என்றெல்லாம் பேசி அவரை உற்சாகப் படுத்தினாலும், அவர் மௌன உலகத்திற்குள் மெதுவாய் நுழைவதையும், அவரது உடல் தினத்திற்குத் தினம் சுருங்கி சிறியதாக மாறுவதையும், அவரின் நிறம் கறுத்து வருவதையும் என்னால் தடுக்க இயலவில்லை. தனக்கு மூச்சு விட மிகுந்த சிரமமாய் இருக்கிறதென்றும், நெஞ்சு அடைக்கிறதென்றும் புகார் செய்ததுடன், உள்ளிருந்து வெளி வரும் கோழைமாதிரியான ஒரு திரவத்தை துப்ப ஒரு எச்சிற்படிகம் (Spittoon) அருகில் வைத்து அதை அதிகம் பயன்படுத்தவும் செய்தார். அவர் உடலில் இருக்கும் அளவுக்கதிகமான நீர் அவருக்கு இத்தனை இன்னல்கள் விளைவிக்கிறதென்பதால், அவர் அதிகம் நீர் அருந்துவதை தடை செய்தோம். மெதுவாக அவர் நேராக எழுந்து நிற்பதையோ, கைகால்கள் நீட்டுவதையோ குறைத்துக் கொண்டார்.

அவருடைய மூட்டுக்கள் நன்கு வளைந்து கொடுக்க ஏதுவாக நான் தினமும் அவற்றிற்கு ஒத்தடம் கொடுத்தேன். ஜூலை மற்றும் ஆகஸ்ட் மாதங்களில், சரியான பருவங்களில், கொடித்தோடைப் பழம் (Passion Fruit) நன்கு காய்த்து கனிந்தபோது, அப்பா மிகுந்த ஆனந்தம் அடைந்தார். அக்கறையுடன் அந்த கொடித்தோடை செடிகளை நட்டு வைத்து, வளர்த்து, அக்கொடிகளை பிரார்த்தனை வீட்டின் தூண்கள் மேலே எடுத்து படர அனுமதித்து என்று பார்த்துப் பார்த்து செய்தவர் என் அப்பா. அவருடைய கனவு யாதெனில், ஒரு நாள் பிரார்த்தனை வீட்டின் மேல்சுவர் முழுதும் அந்தக் கனிகள் காய்த்துக் குலுங்கும் என்பதே ஆகும். அந்தக் காலங்களில், கொடித்தோடைப் பழங்கள் நிறைய அளவில் காய்த்தபோது, ஒன்றைப் பறித்து அவரிடம் கொடுத்து, மெதுவாய் அவரை இடித்து, அவர் கவனத்தை ஈர்த்துக் கூறினேன் “அப்பா! உங்களின் ஆசைக்குரிய கனி பழுத்திருக்கிறது” என்று. அந்தக் கனியின் மலரை மெதுவாய்க் கையில் எடுத்து சலிப்பான குரலில் அவர் பதிலிறுத்தார் “என்னுடைய நாட்கள் முடிந்து விட்டன” என்று.

ஒரு மாலை நேரம் அவர் அம்மாவின் கைகளைப் பிடித்துக்கொண்டு விடவேயில்லை. அவர் பக்கத்தில் மா அமர்ந்ததும் அவர் பேச ஆரம்பித்தார் “ இனி உன்னுடன் நான் துணையாக இருக்க இயலாது எனினும், உனக்காக மூன்று நல்ல குழந்தைகளை விட்டுச்செல்கிறேன். அவர்கள் உன்னை கண்ணின் மணி போல் பாதுகாப்பார்கள்” என்றார். இதைக்கூறும்போதே, இருவரும் சேர்ந்து தேம்பி அழ ஆரம்பித்தார்கள். ஆனால் நான் என்னுடைய அழுகையைக் கட்டுப்படுத்திக்

கொண்டு உடனடியாக பேச்சை திசை திருப்பி நிலைமையை லேசாக மாற்றினேன். ஒளிவுமறைவின்றி கூறவேண்டுமானால், என் தந்தை அவரது நோயிடம் தன்னை ஒரு தோல்வியாளராக சமர்ப்பிப்பதை நான் துளியும் விரும்பவில்லை. அதன் பின் வந்த வாரங்களில், அவருக்கு கடுமையான சுரம் ஏற்பட்டு, அதன் பின் படுத்த படுக்கையாக இருக்க ஆரம்பித்தார்.

நானும், என் அம்மாவும், அவருக்குத் தேவையான எல்லாவற்றையும் இரவும் பகலும் கவனித்து அவரை நன்கு பராமரித்துக் கொண்டோம். அவருடைய தலையின் மேல்பகுதியில், ஏதோ ஒரு சிறு நோய்த்தொற்று ஏற்பட்டது. அது ஒரு சிறிய கொப்புளம் போல் தோன்றி, பின் பெரிய அளவில் பரவி, அது முழுதும் சீழ் வடிய ஆரம்பித்தது. ஒவ்வொரு நாளும் அதை நான் சுத்தம் செய்து நல்ல சக்தி மிகுந்த மருந்தைகளைப் போட்டு சரி செய்தாலும், சீழ் அதிகரித்துக் கொண்டேதான் இருந்தது. அப்பாவின் நோய் எதிர்ப்புசக்தி குறைந்து கொண்டே போனதால், அந்த சிறிய ஓட்டை ஒரு பச்சைப்பட்டாணி அளவு பெரிதானது. அவரது மூக்கில் இருந்து ரத்தம் வடிந்தது. சுரம் குறைந்தது. அவருடைய அடுத்த கூழ்மப்பிரிவு சிகிச்சைக்கு அழைத்துச் சென்றோம். அதுவே அவரது கடைசி சிகிச்சை ஆனது. போகப் போக அவர் தன் வாயினால் மூச்சுவிட ஆரம்பித்ததுடன், அவருடைய நாக்கு குழற ஆரம்பித்து சரியான முறையில் பேசும் சக்தியை அவர் இழந்தார்.

அவர் வாழ்வின் இறுதிநாளன்று அவருக்கு சுரம் ஏதும் இல்லை. மிகுந்த புத்துணர்வோடு இருந்தார். அவரின் நெற்றியை அன்புடன் வருடிக்கொடுத்து எப்படி இருக்கிறது அப்பா என்று நான் கேட்டேன். அவரால் பேச

இயலா விடினும், வலி நிறைந்த அழுகுரல் போன்ற ஒலிஎழுப்பி, தான் இனி வாழ்வது கடினம் என்று விளக்க முயற்சித்தார். அதே போன்ற சப்தம் அவர் மூன்றுமுறை செய்தார். நான் அவரிடம் குழந்தைகள் பள்ளிக்குத் தயாராகிக்கொண்டிருக்கிறார்கள். அவர்களை அனுப்பிவிட்டு வந்து அவரைச் சுத்தம் செய்கிறேன் என்று கூறிவிட்டுச் சென்றேன். அவரை சிறுநீர், மலம் கழிப்பதற்காக இடைத் துணி (Diaper) கட்டிக்கொள்ள நான் என்றும் அனுமதித்ததில்லை. காரணம் அதனால் அவருக்கு கிடைப்புண் வந்துவிடக்கூடும் என்பதால். அவரின் மலம், ஜலத்தை எந்தவித அருவருப்புமின்றி சுத்தம் செய்வதில் என்றும் கேவலமாக நான் உணர்ந்ததில்லை. ஏனெனில் நான் சிறு குழந்தையாக இருந்தபோது என் பெற்றோர்கள்தான் இதே போன்று என்னை சுத்தம் செய்து, கவனித்து இத்தனை தூரம் வளர்த்தவர்கள். எனவே நான் எந்த வேலையாட்களையும் அல்லது சம்பளத்திற்கு வரும் வீட்டுத் தாதியரையும் அமர்த்தாமல், என் தந்தைக்கு நான் செய்யும் கடமை என்று நினைத்து நானே அவற்றைச் செய்தேன்.

காலை பத்துமணி அளவில் என் கரங்களின் தாலாட்டில் இருந்தபடியே என் தந்தை இறுதி மூச்சை நிறுத்தினார். நான் என்னை மிகுந்த முயற்சியுடன் கட்டுப்படுத்திக் கொண்டு, அவருக்கு சுவாசப் புத்துயிர் கொடுக்க முனைந்தேன். இரண்டுமுறை மூச்சை உள்ளே இழுத்தார். எனினும் அவரின் இருதயம் புத்துயிர் பெற மறுத்து விட்டதால், அவரது இன்னுயிர் முனகலுடன் கூடிய ஒலியுடன் அவரைப் பிரிந்து சென்றது. அவரின் கடைசி மூச்சு என் கரங்களின் அரவணைப்பில் அவர் இருந்தபோது பிரிந்தது. நான் நாராயண நாமத்தையும்,

கிருஷ்ண மந்திரத்தையும் அவரின் காதின் அருகே ஜபித்து அவரின் இறுதிப்பயணத்திற்கு அவரைத் தயார்படுத்தினேன்.

திறந்திருந்த ஜன்னல் வழியாகத் தெரிந்த பெரிய அளவிலான பணச்செடி சுற்றியிருக்கும் ஒற்றைத் தென்னை மரத்தில் அமர்ந்திருந்த தேவதைகள் போன்ற சிறு பறவைகள் குரல் எழுப்பி அசாதாரணமான வழியில் பண் இசைப்பதை என்னால் கேட்க முடிந்தது. நான் இதுவரை அவைகளைப் பார்த்ததும் இல்லை. பண் இசைத்துக் கேட்டதும் இல்லை. கடவுள் நாராயணர் என் தந்தையை அவரின் தெய்வீக இருப்பிடமான வைகுந்தம் அழைத்துச் செல்வது போல் அப்போது என் மனதிற்குத் தோன்றியது.

இன்றளவும் கூட எங்கள் தந்தை எங்களைவிட்டு பிரிந்து சென்றதை எங்களால் நம்பவே இயலவில்லை. அவர் இப்போதும் எங்கள் மத்தியில் வாழ்ந்துகொண்டுதான் இருக்கிறார். எனது ஒவ்வொரு கஷ்ட காலத்தின் போதும், தேவையின் போதும், அவர் என் கனவில் தோன்றுவார். அவர் எனது தந்தை என்பதை விட எனது நண்பரை போல் எனது சுக, துக்கங்கள், கஷ்ட நஷ்டங்கள் அறிந்து என்னை என்றும் ஆதரித்து, ஊக்குவித்து, ஒவ்வொரு சிறு விஷயத்தையும் என்னுடன் கலந்தாலோசித்து என்று என்னை நன்கு புரிந்துகொண்டவர். நான் ஒரு பெண் பிள்ளையாக இருந்தபோதும், வீட்டில் உள்ள அனைவருக்கும் சமமாக, ஆண் பிள்ளைகளுக்குச் சரிசமமாக முக்கியத்துவம் கொடுத்து மதித்தவர். ஆண், பெண் பேதம் பார்க்காதவர். அவரின் அதே மரியாதையுடன் அவருக்கு நான் விடை கொடுத்தேன். அவரின் பூதவுடலுடன் சுடுகாடு வரை நான் சென்றேன்.

பொதுவாக சுடுகாடு செல்ல பெண்களுக்கு அனுமதி கிடையாது. ஆயினும் நான் சென்றேன். மருத்துவர்கள் அவருக்கு வைத்த கெடு தாண்டியும் வாழ்ந்து மறைந்தவர்.

அவர் முன்பு என்றோ கூறிய இந்த வார்த்தைகளுடன்தான் நான் வாழ்ந்து வருகிறேன். அவை ஒருபோதும் எனது மனதை விட்டு அகலாது. ஒரு நாள் அவர் உயிருடன் இருக்கையில், எனது வீட்டின் மாடிப்படியில் இருந்து இறங்கி வருகையில் நல்லதொரு பாட்டை முணுமுணுத்தபடியே வந்தேன். வெளியே வாயிலில் அமர்ந்திருந்த என் தந்தை அதைக் கேட்டு கூறியதாவது: "எப்போதும் இப்படியே சந்தோசமாக இரு. பாடல்களுக்கும், இசைக்கும் மகத்தான ஆறுதல் அளிக்கும் சக்தி உள்ளது மட்டுமல்லாமல், வாழ்வின் போராட்டங்களைத் தன்னம்பிக்கையுடன் எதிர்கொள்ளும் உத்வேகமும் அளிக்க வல்லது" என்று.

வாழ்வு பெருக்கி உடல்நலம் வழங்கும் மமதியே சக்தி

–திரு. எஸ். கிருஷ்ண குமார்

சக்தி - நீராகக் கனலாக வானாக் காற்றா நிலமாக
வடிவெடுத்தாள்;
நிலத்தின் மீது போராக நோயாக மரணமாக
போந்திதனை யழித்திடுவாள்

–மகாகவி பாரதியார்

திரு. எஸ். கிருஷ்ண குமார் புகழ் பெற்ற IT நிறுவனத்தில் நிதித்துறை துணைத்தலைவர் என்ற பதவி வகித்து பணிநிறைவு செய்தவர். அத்துடன் மேலாண்மை மாணவர்களுக்கான பேராசிரியராக முன்பு இருந்தவர். ஊடகத் துறையில் எழுத்தாளர், பகுதிநேரப் பத்திரிக்கையாளர், சமூக ஆர்வலர், நாடகாசிரியர் மற்றும் நடிகர் என பன்முகத்தன்மை கொண்ட ஆளுமையாக அவர் திகழ்கிறார். தொலைக்காட்சிகளில்

வரும் பிரபலமான பேச்சு நிகழ்ச்சிகளில் பங்கேற்பதுடன், மேடைப்பேச்சுகளிலும் ஆர்வம் காட்டி வருபவர். அவர் ஒரு இசை ஆர்வலரும் கூட.

நான் ஒரு மருத்துவரோ அல்லது துணை மருத்துவம் அறிந்தவரோ, அத்துணை என்ன, நோய்நீக்கும்கவனிப்பு பற்றி கூட ஏதும் அறியாதவன் என்பதை இங்கே துவக்கத்திலேயே ஒப்புக்கொள்ள முன்வருகிறேன். என்னுடைய "உடல்நலக் கவனிப்பு" சார்ந்த தொடர்பு என்பது ஒரு சமூக ஆர்வலராக பல நிறுவனங்கள், புகழ் வாய்ந்த மருத்துவமனைகளுடன் இணைந்து நடத்தும் உடல்நலம் சார்ந்த நிகழ்வுகள், மருத்துவ சோதனைகள் மற்றும் மருத்துவமுகாம்கள் போன்றவற்றில் பொதுமக்களுக்கும் தேவைப்படுவோருக்கும் செய்யும் சேவையாக நான் பங்கு பெற்றிருப்பதை மட்டுமே என்னால் கூறமுடியும்.

அப்படியெனில், "நலம் பேணுவதில் நங்கையர் பங்கு" என்ற தலைப்பில் எனக்கு என்ன அக்கறை? "நங்கையர் பங்களிப்பு" என்ற சொற்றொடரில் இருந்த ஏதோ ஒன்று என்னை எழுதத் தூண்டியது.

இந்திய நாட்டின் பழங்கதைகளில், வேதங்களில், புராணங்களில், பெண்கள் மிகுந்த மதிப்புடனும் மரியாதையுடனும் போற்றப்பட்டனர். நாம் அதிகம் வணங்குவது பெண் தெய்வங்களைத்தான். அது மட்டும் அல்லாது நமது பண்டிகைகளில் அதிகம் தெய்வீகத்தன்மையுடன் கூடிய மதிப்பை தொடர்புபடுத்துவதும் பெண்தெய்வங்களுடன் தான் - அது சரஸ்வதி, லட்சுமி, துர்கா, பவானி, காமாட்சி என்ற

பெண் தெய்வங்களாகட்டும், மிக முக்கியமாக குழந்தை வரம் வேண்டும் பெண்களுக்கும், தாய்மை அடைந்த பெண்களின் சுகப் பிரசவத்திற்கும் முழுமுதற் நாயகியாய் விளங்கும் "கர்ப்ப ரட்சாம்பிகை" என்ற பெண் தெய்வம் என அனைவரும் பெண்களின் தெய்வீக ஸ்வரூபங்கள்.

எனது பாட்டி மற்றும் கொள்ளுப்பாட்டி காலத்திலும், அதற்கு முன்னும், மகப்பேறு பிரசவம் பார்க்க மருத்துவக் கல்லூரியில் படித்த மருத்துவர்கள் கிடையாது. வயதிலும் அனுபவத்திலும் மூத்த பெண்மணிகளையே அழைத்து பிரசவம் பார்க்கச் சொல்லுவார்கள். அவர்களும் தங்கள் கையில் எந்த உபகரணமும், கருவியும் இல்லாது, அசாதாரணமான வழிமுறைகளை எல்லாம் கையாளாது சிறந்த முறையில் பிரசவம் பார்த்து முடித்தார்கள். ஆனால், மிகவும் எளிதாகவும், அடிப்படை முறைப்படியும் பிரசவத்தைக் கையாண்ட பெருமை அவர்களையே சாரும். அந்தக் காலங்களில் சிசேரியன் ஆபரேஷன் என்பது கேள்விப்படாத ஒன்று.

ஆனால், நாம் இங்கே பேசுவது முக்கியமாய் பெண் தெய்வங்களை பற்றி அல்லவே. சாதாரண பெண்களும், உடல் நலம் பேணுவதில் அவர்களின் பங்களிப்பைப் பற்றியும்தான். மருத்துவர், சிறப்பு மருத்துவர், மகப்பேறியியல் மருத்துவர்கள், செவிலியர்கள், தாதியர்கள், பெண் பணியாளர்கள், மற்றும் வீட்டை நிர்வகிக்கும் பெண் என்ற பல்வேறு பங்களிப்புகள் கூட உண்டு.

இன்றைய பெண்கள் எல்லாத் துறைகளிலும் மிக முக்கிய பங்கு வகித்து வருவதுடன், அதில் சிறந்த முறையில் முன்னேறி தங்களை நிலைநிறுத்திக்

கொள்கிறார்கள் என்பதையும் நாம் ஒப்புக்கொள்ளத்தான் வேண்டும். அதிலும் உடல்நலம் சார்ந்த துறைகளில் அவர்களின் பங்களிப்பு மிகவும் வேண்டப்பட்ட ஒன்று. அதற்கு பல காரணங்கள் கூறமுடியும். இயல்பிலேயே, ஆண்களை விட பெண்களுக்கு என்று சில விசேஷ குணாதிசயங்கள் - மனித நேயம், திறமைகள், பற்றுதல், அன்பு மற்றும் கவனிப்பு என்பவை அவர்களுக்கு மட்டுமே சொந்தமாகிறது. தங்கள் கவனிப்பில் உள்ள நோயாளிகளுக்கு வேண்டிய கடமைகள் பல்வேறு சேவைகள் செய்வது என எப்போதுமே அவர்கள் தயார் நிலையில் இருக்கிறார்கள்.

முதியோர் மற்றும் உடல்நலம் பேணும் இல்லத்திற்கு நான் தொடர்ந்து பார்வையாளராக சென்று வருபவன். இந்த இல்லங்களில், சாதாரணப் பெண்மணிகள் (பக்கத்தில் உள்ள கிராமங்களில் இருந்து வேலைக்கு அமர்த்தப்பட்டவர்கள்) மிகுந்த திறமையுடனும், நேர்மையுடனும் அங்குள்ள மாற்றுத்திறனாளிகளையும், ஆண்களையும் கூட கவனிப்பதில் வல்லவர்களாக இருக்கிறார்கள் என்று நான் கூறினால் நீங்கள் ஆச்சர்யப்படுவீர்கள். அவர்கள் எவ்விதமான சேவைக்கும் (நான் கூறுவது உங்களுக்குப் புரியும் என நினைக்கிறன்) தயங்கி நிற்பதில்லை. சுத்தம் செய்தல், படுக்கையை சரி செய்தல், மாற்றுத்திறனாளிகளுக்கு ஆடை மாற்ற உதவி புரிதல், மருந்துகளை வேளாவேளைக்குக் கொடுத்தல், சுகாதாரம் காத்தல் போன்ற உடல்நலம் சார்ந்த வேலைகளை திறம்பட குறையின்றி செய்து முடிக்கிறார்கள்.

மருத்துவமனைகளில் வேலை செய்யும் செவிலியரைப் பற்றி (நம்மால் சிஸ்டர்ஸ் என்று அன்புடன் அழைக்கப்

படுபவர்கள்) நாம் அதிகம் பேச வேண்டியதில்லை என்று கருதுகிறேன். அவர்கள் கடமையின் பேரில் கட்டுப்பட்டு தங்களால் இயன்ற அளவு நோயாளிகளை ஊக்கப்படுத்தி அவர்களை சிரித்த முகத்துடன் சந்தோசமாக வைத்துக்கொள்ள முற்படுபவர்கள். பெண் செவிலியருக்கு மட்டுமே நோயாளிகளின் வலிதீர்க்கும் விசேஷ குணம் நிறைந்திருக்கும். எனக்கு தெரிந்த வரை ஒரு ஆண் மருத்துவரால் தங்கள் நோயாளிகளை அந்த அளவு மகிழ்ச்சியுடன் வைத்திருக்க இயலாது என்றே நினைக்கிறன். பெண் செவிலியருக்கு மட்டுமே தங்கள் நோயாளிகளை எவ்வாறு கையாள்வது என்ற விவரம் தெரிந்திருக்கும்.

சிறிய கிராமப்புற மத்தியதரமான நோயியல் மையங்களில் கூட இளம் பெண்கள்தான் பல பரிசோதனைகள் நடத்துவதில் கெட்டிக்காரர்களாய் இருக்கிறார்கள் என்பதை நான் நிறைய பார்த்திருக்கிறேன். அந்த மாதிரி மையங்களும் அப்படிப்பட்ட பெண்களையே தேர்வு செய்கின்றன.

மருத்துவ மையங்கள், மருத்துவமனைகள் வைத்து நடத்தும் பெரும்பான்மையான பெண் மருத்துவர்களை நோயாளிகள் அதிகம் நாடி செல்லக் காரணம் அவர்கள் தங்களிடம் வரும் நோயாளிகளை பரிவுடன் கூடிய இரக்க குணத்துடன் கையாள்வதே ஆகும். உண்மையில் பல பெண் மருத்துவர்கள் தங்களிடம் வரும் எல்லா நோயாளிகளுக்கும் தேவையின்றி மருந்து எழுதி கொடுத்துத் திணிக்காமல், சில எளிய முறை பயிற்சிகள் மற்றும் அடிப்படை உணவுப் பழக்கம் போன்றவற்றை பற்றி சரியான அறிவுரை கூறி மருந்து மாத்திரைகளை தவிர்க்கவும் செய்வார்கள்.

மருந்துக்கடைகளிலும், இளம் பெண்கள் மிகத்திறமையாக செயல்பட்டு வாடிக்கையாளர்களை திறம்படச் சமாளிக்கிறார்கள். கண்டிப்பாக அவர்கள் அதற்கான படிப்புத்தகுதியாக B.Pharm/M.Pharm அல்லது அதற்கு சமமான படிப்புகள் படித்தவர்களாகத்தான் இருக்க வேண்டும்.

எனினும் இந்தப்பெண்கள் கசங்கிய அட்டைகள் கொண்ட பழைய மருந்துகளை பார்த்தவுடனேகூட சரியான மருந்தை எடுத்துக்கொடுப்பது வியப்பே. அதிலும் எந்த உடல்நலக்குறைக்கு எந்த மருந்து சரியாக வரும் என்பதையும் தெரிந்து வைத்திருக்கிறார்கள். எல்லாவற்றையும் விட, இந்தப் பெண்களால் மட்டும்தான் (மருந்துக்கடையில் வேலை பார்க்கும் ஆண்களையும், இளம் வாலிபர்களையும் குறைத்து மதிப்பிடவில்லை) மருந்துச் சீட்டில் கிறுக்கலான கையெழுத்தில் இருக்கும் மருந்துகளின் பெயர்களை சரியாக படித்து அடையாளம் காணமுடிகிறது.

இன்றைய சூழலில், பெரிய பெரிய வியாபார நிறுவனங்கள் மற்றும் அரசாங்க நிறுவனங்கள் கூட தங்களின் வேலையிடத்தில் ஒரு பிரிவாக மருத்துவ உதவி தரும் மையங்களைத் துவக்கி உள்ளார்கள். அதிலும் அதிகமாக இந்த நிறுவனங்கள் வேலைக்கு அமர்த்துவது பெண்களைத்தான். அவர்களுக்கு முதல்உதவிப் பயிற்சி மற்றும் தாய்மை அடைந்த பெண்களை கையாளும் பயிற்சி எனக்கொடுத்து தேவைப்படும்போது உதவும் படி தயார்நிலையில் வைத்திருக்கிறார்கள். இப்படியாக, பெண்கள் சிறந்த பராமரிப்பாளர்களாக தன் சக பெண்களின் மன அழுத்தம், குறைகள் நிவர்த்தி செய்ய

நிறுவனங்களிலும் பெரிதும் தங்களின் பங்களிப்பை மனமுவந்து அளிக்கிறார்கள்.

பெண்கள் நடத்தும் மிகச்சிறந்த நிறுவனங்களில் கூட துணை மருத்துவர்கள், மருந்துகள் தயாரிக்கும் நிறுவனங்கள் மற்றும் பொதுசேவை செய்யும் நிறுவனங்கள் இவை அனைத்தும் இணைந்த ஒரு குழுவாக உடல்நலம், சுத்தம், சுகாதாரம் பற்றிய விழிப்புணர்வை மக்களிடத்தில் ஏற்படுத்தி வருவதை நான் கண்டிருக்கிறேன். குறிப்பாக, குழந்தைகளும்., பெண்களும் பயன்பெறும் வகையில், பிரச்சாரங்கள், மருத்துவ மையங்கள் மூலம் பரிசோதனை என்று சிறப்பாக செயல்படுகிறார்கள். பொதுச்சுகாதாரம், நோய் தடுக்கும் முன்எச்சரிக்கை நடவடிக்கை, நல்ல உடல்நலப் பழக்கங்கள் போன்றவற்றை பற்றி ஏழை எளியோர் மற்றும் பொது மக்கள் அனைவரும் விழிப்புணர்வு பெற தங்களின் பொன்னான நேரம், பணம் ஆகியவற்றை இந்தப் பெண்கள் ஒதுக்கி சேவை செய்கிறார்கள். சில இடங்களில் இலவச மருந்துக்கும், இலவச சிகிச்சைக்கும் ஏற்பாடு செய்து பலரும் பயன் பெற வழிவகுக்கிறார்கள். எனவே சமூக சிந்தனையுள்ள பெண்கள் உடல் நலம் பேணுவதில் பாராட்டத்தக்க சேவை புரிந்து வருகிறார்கள். கிராமப்புறங்களில் மற்றும் குடிசைப் பகுதிகளில் வசிக்கும் பெரிதாக விழிப்புணர்வு இல்லாது இருக்கும் இளம் பெண்களிடமும், வயதான பெண்களிடமும், இந்த "பெண் துணை மருத்துவர்கள்" தவிர வேறு யாரால் சிறந்த விழிப்புணர்வு, அறிவுரை மற்றும் சிகிச்சை கொடுக்க முடியும் என்பதைச் சொல்லவும் தேவை உண்டோ?

நவீன காலத்தில், இளம்பெண்களுக்கு அவர்களின் தனிப்பட்ட சுகாதாரம், நோய்கள் வாராது இருக்கும் முன்னெச்சரிக்கை முறைகள், பாலியல் கொடுமைகளுக்கான பாதுகாப்பு முறைகள் பற்றி எடுத்துரைக்கவேண்டியது அவசியம் ஆகிறது. இந்த சேவைக்கு கண்டிப்பாகத் தேவைப்படுவது பெண் மருத்துவர்கள், பெண் செவிலியர்கள், பெண் ஆர்வலர்கள் மற்றும் உடல் நலம் சார்ந்த துறையில் இருக்கும் பெண்கள் மட்டுமே.

ஆண்களிலும் தலைசிறந்த மருத்துவர்கள், சிறப்பு மருத்துவர்கள், பயிற்சி எடுப்பவர்கள், மருத்துவமனையிலேயே தங்கி சேவை புரியும் இளம் மருத்துவர்கள் என மிகச்சிறந்த குழு தனது திறமைகளைக் காட்டி தங்களின் தொழிலுக்கு உண்மையாக இருந்து தங்களை நாடி வரும் நோயாளிகளுக்கு பெரிதும் சேவை செய்தாலும், மருத்துவர் சீருடையில் இருக்கும் பெண் மருத்துவர்களும்,, சல்வார் கமீஸ் போன்ற வேறு பல உடைகள் அணிந்தும் இருக்கும் பெண்களும் அளவிடமுடியாத மற்றும் சுயநலமற்ற சேவையை குறிப்பாக நோயாளிகளின் உடல்நலப் பராமரிப்பு என்ற விஷயத்தில் - அது மருத்துவமனையோ, முதியோர் இல்லங்களிலோ, கடையோ, வேலை பார்க்கும் அலுவலகமோ, இல்லமோ என எங்கு ஆயினும் அளிக்கிறார்கள் என்பது தெள்ளத்தெளிவாகிறது.

பெண் மருத்துவர்கள், பெண் செவிலியர்கள், பெண் தொழிநுட்பவியலாளர்கள், ஆராய்ச்சிக்கூடங்களில் உள்ள பெண்கள் என்பவர்களின் அளப்பரிய சேவையைப் போன்றே, மருத்துவமனையிலிருந்து வீட்டுக்கு அனுப்பப்பட்டு வீட்டில் முடங்கிக்கிடைக்கும் நாள்பட்ட

நோயாளிகளைக் கவனிக்கும் முக்கியமான பணியில் நம் குடும்பங்களில் உள்ள மனைவி, மகள், தாய், சகோதரி, மருமகள் போன்ற பல வடிவங்களில் ஈடுபட்டிருப்பதையும் நாம் குறைத்து மதிப்பிட முடியுமா? இந்தப்பெண்கள் இழப்பது நிறைய விஷயங்களை. தங்கள் படிப்பை, தொழிலை மற்றும் சில தருணங்களில் தங்களின் அன்றாட செயல்முறைகளைக் கூட தியாகம் செய்து நோயாளியின் கஷ்டத்தைக்குறைக்கும் இவர்கள் வாழ்வின் ஒளிவிளக்குகள். தங்களின் அன்பிற்குரியவர்களின் தேவைக்காக விசேஷ அன்பு செலுத்தி ஒரு மருத்துவர் மற்றும் செவிலியர் தரும் கவனிப்புக்கு இணையாக தாங்களும் தர முயற்சித்து அவர்களின் மனஉறுதியை தக்கவைத்துக்கொள்ளவும் உதவுகிறார்கள்.

புற்றுநோயாளிகள் மற்றும் புற்றுநோயை வெற்றி கண்டவர்களின் மனைவி மற்றும் மருமகள் போன்றோர் தங்களின் கணவர் அல்லது மாமனார்செய்யும் யுத்தத்தில் துணை நின்று, தங்கள் வாழ்வின் பெரும்பகுதியை தியாகம் செய்து வாழ்பவர்களாவார்கள். இந்த பெண்கள் தங்களின் துயரத்தையோ வெளிப்படுத்திக்கொள்வதோ அல்லது அதன்மூலம் பரிதாபம் சம்பாதிப்பதோ என்ற ரீதியில் இருக்கமாட்டார்கள். மாறாக, இரும்பு மனது, தளராத மன உறுதி மற்றும் மொத்த நம்பிக்கையுடன் காணப்படுவார்கள். தங்கள் கணவன் எந்த நாளிலும் நோயிடம் தோற்றுவிடக்கூடாது என்பதில் குறியாய் இருக்கும் இவர்கள், கணவர் நோயிலிருந்து மீண்டு வந்து மீண்டும் தன் வாழ்வின் இலக்கை அடைய தன்னால் இயன்ற உதவிகளை வாரி வழங்குவார்கள். இவ்வாறான அவர்களின் பயணத்தில் சில சமயங்களில் பராமரிக்கும்

பெண்களுக்கும் உடல்நலக்கேடு வந்து அவர்களையும் அது உலுக்கி எடுப்பதையும் காண முடிகிறது.

இந்த மாபெரும் தியாக உள்ளம் கொண்ட பெண்களுக்கு மனம் நிறைந்த பாராட்டுக்கள் உரித்தாகட்டும். அவர்கள் கொடுப்பது கவனிப்பு என்பதால் அவர்கள் கவனிப்புக் கொடுப்பவர்கள். எந்தவித எதிர்பார்ப்பும் இல்லாது, நோயாளியின் ஒரு புன்னகையை கண்டால் கூட இந்த உலகத்தின் செல்வம் அனைத்தும் வந்து சேர்ந்தது போன்ற மகிழ்ச்சி கொண்டு தங்களின் உற்சாகத்தை தக்கவைக்கும் இந்த பெண்கள்.

முடிவுரையாக "சக்தி இல்லையேல் சிவம் இல்லை" என்ற பொது மொழி. கடவுளாகிய சிவனுக்கும், சக்தியாகிய பெண்தான் எல்லாமும் என்றால் வேறு ஏதும் நான் கூறவும் வேண்டுமோ?

புற்றுநோயின் வெற்றியாளன் தனி ஒருவனாய் போட்டியிட்டதில்லை

—திரு. நீலகண்ட சிவா

"ஊனுடலை வருத்தாதீர்; உணவியற்கை கொடுக்கும்;
உங்களுக்குத் தொழிலிங்கே அன்பு செய்தல் கண்டீர்!"

—மகாகவி பாரதியார்

சிலர் பிறப்பிலேயே மேன்மையானவர்கள்

சிலர் அடைகிறார்கள் மேன்மையை

மற்றும் மேன்மை திணிக்கப்படுகிறது சிலரின் மீது

என்றும் போல் ஆரம்பித்தது அது சிதம்பரம் ரயில் நிலையத்தில்

காபி வடை விற்கும் கோவிலோரக்கடையில்

அண்ணாமலைப் பல்கலைக்கழகத்தை நோக்கிய பெட்டிக்கடையில்

வன்பொருள் உடன் பன்முகச் சின்னங்களில் -தயாரித்தது

வண்ணங்கள் வடிவங்கள், அளவுகள் பலதில் புகைவட்டங்கள்

மயிலாடுதுறையில் நாங்கள் இறங்கியதும் அது தொடர்ந்தது

அசைந்தாடும் மாட்டுவண்டியில் வைத்தீஸ்வரன் கோவிலுக்கும்

கும்பகோணம் நாங்கள் போகுமுன்னேயும்

ஓசையுடனே தஞ்சைக்கும்

புதுக்கோட்டை ரோட்டில் மகிழ்வுந்துப் பயணத்தின் முன்னேயும்

சிவப்பு சிறுநீரின் மர்மம் புரிந்தது

அது விஷ்ணு புற்றுநோய் மையம் என்று அழைக்கப்பட்டது

அவர்கள் மீண்டும் மீண்டும் கூறினார்கள்

எந்த வெற்றிவீரனும் தனித்து போர் புரிவதில்லை

சில உதவிகள் பிரம்மாண்டமாய்ப் புலப்படும்

மற்றவை மறைந்திருந்தாலும் முக்கியம் பெறும்

முதல் நான்கு நாள் சொற்பகாலவாசம்

இரண்டாவதும் அப்படியே மற்றொரு மருத்துவக் கூடத்தில்

அனைத்துமே நம்மைச் சமாதானப் படுத்திக்கொள்ள மட்டுமே, புற்றுநோய்

கருணை மனுக்களை ஒருபோதும் எப்போதும் ஏற்பதில்லை

என்னை கொணர்ந்து சேர்த்தார்கள் என் இல்லத்துக்கு

இன்னமும் மடியாத மாவீரனை

இனி நான் வெறுமனே உய்யும் மானிடன் அல்ல. வாழ்வுக்கு மீண்டு வந்தவன்

இப்போதே நான் வாழத் தொடங்கினேன்

மறுக்க இயலா ஆதாரத்தில்

தகர்க்க முடியா சான்றுகளின் கூற்று

அன்பு புற்றுநோயை வெல்லும் என

ஆதலினால் யாரும் தனித்துப் போரிடுவதில்லை

நான் உன் ஒரு நங்கையிடமே ஆறுதல் கொண்டேன்

நான் உன்னை அடையாளம் காணமுடியுமா என்ற கேள்விக்குறியுடன் இருந்தபோதும்

உனது வட்டத்தை விட்டு வெளியே உன்னை நான் காண்பேனானால்

அது அறுவைச் சிகிச்சைக் கூடம் அமைந்துள்ள நான்காம் தளம்தான்

எப்போதும் சூழ்ந்த பச்சையுடன், பச்சைத் தொப்பி மனிதர்களுடன்

ஒரு டஜன் மருத்துவர் போல தோன்றியது

எனது மாணிக்கட்டுகளை இழுத்து இழுத்து என்னைப் பகுக்கும் பாணியில்

முதல் முன்அறுவைச்சிகிச்சை உரையாடல் முடிந்து ஒருபோதும் உன்னை காண இயலவில்லை

நான் ஏற்கனவே எப்போதும் உள்ள கால்விரிப்பு நிலையில்

நீ அறுவைச்சிகிச்சை கூடம் நுழைவதற்கு வெகு காலம்முன்னே

வெளிவந்த நான் மீட்புப் பகுதிக்குச் சென்றேன்

உனது மென்மையான அன்பான, பரிவான, நாண் ஒலிபோன்ற குரலைக்கேட்டேன்

உன்குரல் முதலில் கேட்டதைவிட இப்போது கொஞ்சம் குறைவுதான்

எனது அறைக்குச் செல்லலாம்

எனது கால்களை சுழற்ற முற்படும் போதும்

எனது முட்டிக்கு நான் குனியும் தருணம் வந்தபிறகு என்ற உறுதிமொழியுடன்

அது ஒருநொடிப்பொழுது வேலை என நினைத்தேன்

ஆனால் முழு அரைமணிநேரம் கழித்தே என் பாதங்கள் என் பேச்சைக்கேட்டன

ஆயினும் என்ன ஒரு நேர்மறை வழி

தடுமாறும் பாதங்களின் பெருமையுடன் உணரவைக்க.

மயக்க மருந்து நிபுணருக்கு எனது நன்றிக்கடன் என்றும் உரித்தாகும்

எப்போது நான் உள்ளே சென்றாலும் எனக்கு முன்னே அவர் அங்கே எனக்காக

மனங்கனிந்த நன்றிகள் உங்களுக்கு, மருத்துவரே!

எளிமையான சுவாசப்பாதை என்றும் உங்களுக்கு அமைய

வெற்றிகரமான அடைப்பற்ற பாதை

நீண்டகால செயல்பாடு பாதுகாப்பான முதுகெலும்பு

நேரம் உணர்திறன் கொண்ட அறுவைச்சிகிச்சை நிபுணர்கள்

தோழமையுடன் கூடிய வேலைச்சூழல்

அதிமுக்கியமாய்

விரைந்து மீண்டெழும் நோயாளிகள்

மயக்க மருந்தின் பிடியிலிருந்து

எவ்வித உபாதை நிகழ்வுகளுமின்றி

உனக்கும் கூட முக்கியத்துவம் வாய்ந்த பங்கு உள்ளது

"நீ புற்றுநோயாளி" என்பதிலிருந்து உன்னால் முடியும் ஐயா" என்று மாற்றுவதில்

ஊர்வலம் வரும் நண்டை வென்று விஞ்சுகிறது

தனிமைப்பட்டு, சிதைவுற்று, தரைமேல் வீழ் ஒரு உறைந்த இலைபோலே

–திரு. நீலகண்ட சிவா
& திருமதி. ராஜலக்ஷ்மி சிவா

வடக்கில் தொடங்கி கிழக்கு, மேற்கு மற்றும் தெற்கு
அனைவரும் வாய்வழியாக அதைக் கேட்டனர்
எனினும் எதைப் பற்றிய பதட்டம் என்று நாங்கள்
அறியவில்லை
குப்புசாமியே அதை உரக்க அறிவிக்கும்வரை
அது மிகவும் குளிர், தாங்க முடியாத குளிர்
நரகம் காலியானது போலும், சாத்தான்கள் இறுக்கிப்
பிடித்த அனைத்துடனும்
வெகு அருகில் உள்ள எமன் தைரியம்
கொண்டுள்ளானா என எனக்குத் தெரியாது

(ராஜலக்ஷ்மி சிவா அவர்களின்
"ஊர்வலம் செல்லும் நண்டின் இறப்புக்கு ஒரு இரங்கற்பா"

என்ற கவிதையிலிருந்து)

தாங்கமுடியாத குளிர் இன்னமும் இருந்தது. தடுக்கவியலாத வகையில், குப்புசாமி கிடுகிடுவென நடுங்க ஆரம்பித்தார். வலிப்பு மாதிரியான ஒரு நடுக்கம். கையில் உள்ள கைபேசியைக் கூட உள்ளங்கையில் இறுக்கிப் பிடித்து மருத்துவருக்கு ஒரு வாட்சப் குறுந்தகவல்கூட அனுப்ப இயலாத நிலை.

"ஒவ்வொரு காலையும் இரு அற்புதங்களைக்
காண்கிறது
உதிக்கும் சூரியன் மற்றும் மீண்டும் உயிர்பெற்று
எழும்
வெற்றிவீரன் அவன் தன் அருமை மனைவியுடன்
அச்சமூட்டும் "நான் புற்றுநோய்" என்பதை
அதீத நேர்மறை வெற்றியாக "என்னால் முடியும்
ஐயா!" என உறுதியுடன் மாற்றியது
ஊர்ந்து செல்லும் நண்டின் விழுதுகளை
நசுங்கியதினால்
காரசினோமா என்ற புற்றை விஞ்சி வென்றது."

இளங்காளைப் பருவத்தின் குதூகலமும், ஏதும் அறியா பருவத்தின் அப்பாவித்தனமும், தான் எல்லாம் அறிந்தவர் என குப்புசாமி தன்னைப் பற்றி நினைத்ததும், தன் பெற்றோர்கள் அறிவுரையையும் மீறி தன் நண்பர்களின் வழிநடத்துதல் இழுத்ததையும், நிழலாடும் தனது வகுப்பு நண்பர்கள், தோழிகள் இவை யாவுமேதான் தன் உலகம் என்று குப்புசாமி வாழ்ந்த காலம் உலகின் அனைத்து சந்தோஷங்களும் ஒருங்கிணைந்த காலம். இன்பப்பயணங்களின் போது மிக விலையுர்ந்த சிகரெட்டுகளை ஊதி அதிலிருந்து வெளிவரும் புகையை

பல்வேறு வளையங்களாக மாற்றியதை அவரின் நண்பர்கள் புகழ்ந்து கவிபாடியது அவரது சாதனைகளின் உச்சம். அவரது புகையிலிருந்து தொடர்ந்து வெளி வரும் வட்டக்குறிகளின் வளைவுகளுக்கு சரியான சமன்பாடு எழுதும் வேடிக்கையும் செய்வார். ஒருவேளை, அந்த வருடம் பல்கலைக்கழகத்தின் கணிதவியல் பரீட்சைக்கு தயார் செய்யும் உச்சகட்டமாகக் கூட இருக்கலாம்.

"ஸ்ட்ராபெரி வளர்கிறது நெட்டில் செடியின் கீழ்
முழுமையான அளவில் செழித்து, கனிந்து நிற்கும்
பெர்ரிகள்
மலிவான செடியின் அருகாண்மையினால் கூட
இருக்கலாமோ!
அது போன்றே இளவரசன் மறைத்தான் தன் சீரிய
சிந்தனைகளை
காட்டுமிராண்டி நடத்தை எனும் போர்வையில்,
சந்தேகமின்றி
இரவில் செழித்து வளரும் கோடைகாலப் புற்கள்
போன்று
கண்ணுக்குப் புலனாகாமல் அவனின்
குணாதிசயங்கள் செழிந்தோங்குகிறது"

–(Henry V - ஐந்தாம் ஹென்றி
- ஷேக்ஸ்பியர் நாடகத்திலிருந்து)

தற்போது, அறுபது ஆண்டுகள் கழித்து, தான் அந்தரத்தில் விண்ணுலகில் தொடர்ந்து மிதப்பது போல, காற்றில் மிதத்தல் போல, சில சமயம் அவர் இருக்கும் அந்த அறையே சுற்றிச் சுழல்வது போல அவர் உணர்கிறார். முன்னொரு கால நினைவுகள் அவரின் மனதை சிக்கலில்

ஆழ்த்துகின்றன. ஒருவர் தன்னை வீழ்த்த முயன்று ஊர்ந்து வரும் நண்டின் பிடியில் இருந்து வெற்றிபெற சந்தித்த யுத்தங்களில், சொல்லத்தகுந்த வெற்றி பெற்று நண்டின் தந்திரத்தை விஞ்சி நின்ற போது, உண்மையான மற்றும் பிரமைத் தோற்றங்கள் ஒன்றுடன் ஒன்று கலந்து தோன்றுகிறது. சிலர் அதை அல்சைமர் (மறதி) நோய் என்றும் சிலர் அதை டிமென்ஷியா (மனச்சோர்வினால் ஏற்படும் குழப்பம்) என்றும் அழைக்கின்றனர்.

அது வருடத்தின் எந்த பருவம் அல்லது பகுதி என்று அவரால் உறுதியாகக் கூற முடியவில்லை. உடலுக்கு ஒவ்வாத நடை அவர் கொண்டதால் அவரை மாற்றுத் திறனாளி என்று பல ஆண்டுகளுக்கு முன் மருத்துவ நிபுணர் அறிவித்ததை அவரால் நினைவில் மீண்டும் கொண்டு வர இயலவில்லை. மிகவும் கஷ்டத்துடனே அவரது குழந்தைப்பருவத்தை அவரால் நினைவுகூற முடிந்தது. 1942-ம் ஆண்டு, பருவமழைக்காலத்தில், ஜப்பானிய வீரர்களின் குழுக்களால் அவரது வீடு வசிக்க இயலாததாக மாறியது. தொடர்ந்து ஒலித்த வான்வழி தாக்குதலுக்கான எச்சரிக்கை சப்தம் காதுகளைக் கிழித்தபோது, பதுங்கு குழிக்குள் அவர் ஓடிச்சென்று மறைந்து மீண்டும் எல்லாம் தெளிவானது என்ற நிச்சய ஒலி கேட்டபின்னே வெளிவருவார்.

பிரிட்டிஷ் வீரர்கள் மிகவும் கோழைத்தனத்துடன் தங்களைக் காக்க இந்திய எல்லைகளில் இருக்கும் காடுகளில் சென்று மறைந்து கொள்வார்கள். போகும் பாதைகளில் உள்ள பாலங்கள் மற்றும் சாலைகளை சேதப்படுத்திக் கொண்டே செல்வார்கள். அங்குள்ள நகர்களை மட்டும் இந்திய படை வீரர்கள் மற்றும்

உள்ளூர் பர்மிய வீரர்கள் படையின் பாதுகாப்பில் விட்டுச் சென்றுவிடுவர்.

ஜப்பானியர்கள் அவர்களின் முன்னோர்களான மக்களின் கொடூர குணத்தை காட்டும் அட்டிலா ஹன் எனும் இரக்கமற்ற தலைவனை நினைவில் நிறுத்தும் கதைகள்வழி நடப்பவர்கள். மிகுந்த சக்தி வாய்ந்தவெடிகுண்டுகளை பயன்படுத்தி அழிவை ஏற்படுத்துவதில் வல்லவர்கள். வான் வழித் தாக்குதல் விமானம் கிராமத்தின் உள்ளே நுழையும் முன்னரே அதற்க்கான அபாயத் சங்கு தூரத்தில் உள்ள கிராமங்களில் ஒலிக்கத்தொடங்கி விடும்.

இருந்தபோதிலும், மாதிரிப் பயிற்சிகள் தொடர்ந்து நடைபெற்றுக்கொண்டே இருக்கும். சிலர் அவர்களின் தினசரிப் பயிற்சியை அகழியின் உள்ளும் புறமும் இருந்து கொண்டு தவிர்த்துவிடுவார்கள்.

ரங்கூனின் மீதான குண்டுமழையின் போது, ஷேக்ஸ்பியர் எழுதிய ***“டெம்பஸ்ட்”*** நாடகத்தில் ஒரு காட்சியில் குறிப்பிடுவது போல நரகம் காலியாகி, சாத்தான்கள் அனைத்தும் அங்கே வந்து இறங்கியது போன்றே தோற்றமளித்தது. உண்மையான பயங்கரத்திற்கு இதுவே முதல்படி. திடீரென அங்கே உண்மையாக அது நடந்தது. அது நல்ல பரபரப்பான நேரம். வணிகர்கள் கடைகளை திறந்திருந்தனர். மனிதர்கள் அங்கும் இங்குமாக பல்வேறு காரியங்கள் செய்வதில் முனைந்து கொண்டிருந்தனர். சிலர் மிதிவண்டி ஓட்டிக்கொண்டும், சிலர் பேருந்தில் பயணம் செய்துகொண்டும், சிலர் பேருந்துக்காக நிறுத்தத்தில் காத்துக் கொண்டும் இருந்தனர்.

வீடுகளில் இருந்தவர்கள் குழந்தைகளும், பெண்களும் மட்டுமே. வான்வழித் தாக்குதலுக்கான முதல் அறிவிப்பாக, கண்ணாடிக்கதவுகள் மற்றும் ஜன்னல்களைத் தவிர்த்து மரமேஜை மற்றும் அமரும் இருக்கைகள் அடியில் பதுங்கி பாதுகாப்பாக இருக்குமாறு அறிவுறுத்தப் பட்டது.

விரைவிலேயே தொடர் குண்டுவெடிப்புகள் அவர் வீட்டில் இருந்து நூறடி தூரத்தில் உணரப்பட்டது. அந்த வீதி முழுதும் மண்ணும் இடிபாடுகளுமாக மாறிப்போனது. கடவுளே! மனிதர்களின் தலைகள் கொய்யப் பட்ட நிலையில், அந்த மனிதத் தலைகளும் கூழாகிப் போன கொடூரத்திலும், அவர்களின் உடல் உறுப்புகள் பல்வேறு பகுதிகளிலும் சிதறிக் கிடந்தது. ரத்த ஆறு, யாரும் எதிர்பாராத வகையில் அங்கே கரைபுரண்டு ஓடியது. ஆங்கில எழுத்தாளர் சார்லஸ் டிக்கன்ஸ் எழுதிய இரு நகரங்களின் கதை என்ற நாவலில் உயர்குடும்பத்தினரின் தலைகளை கில்லடட்டின் என்ற தலை கொய்யும் இயந்திரம் கொண்டு கொன்று குவித்தபோது ஓடிய ரத்த ஆறு அவருக்கு நினைவுக்கு வந்தது. இன்னும் கொஞ்சம் சமீப கால உதாரணம் வேண்டுமெனில் நியூயார்க் நகரில் செப்டம்பர் 11-ம் தேதி நிகழ்ந்த இரட்டைக் கோபுரங்கள் தகர்ப்பை நினைவு கூறலாம்.

அப்படி சிதைந்து போன வீடுகளின் நினைவு அவரின் மனதில் மீண்டும் மீண்டும் தோன்றி பலகாலம் வதைத்தது. அவர் வீட்டை விட்டு வெளியேறிய காலம் இலையுதிர்காலம் என்பது அவருக்கு திடீரென நினைவில் எழுந்தது. அக்காலத்தில் பலவகை வண்ணங்கள் கொண்ட இலைகள் நிலம் முழுதும் பரவிக் கிடைக்கும். அவர் தன் நிலையில் இருந்து கொஞ்சம் எட்டிப்பார்த்து மீண்டும் இலைகள் கொட்டிக் கிடக்கும் அழகை ரசிக்க

முற்பட்டார். அவரால் முடிந்தாலும் கீறலுடன் இருந்த முதுகு கூச்சலிட்டது. 30 டிகிரி ஃபாரன்ஹீட் காலநிலை, உறைநிலைக்கு இரண்டு டிகிரி கீழே. அவர் பாதங்களில் பனியினால் ஏற்படும் தோலுறைவுக்கான அறிகுறிகள். அவர் அப்போது காண முடிந்ததெல்லாம் ஒரு ஒற்றை இலை உறைந்த அசைவூட்டத்தில் தொடுத்து நின்றதைத்தான். அவரின் அப்போதைய தனிமை நிலையை அந்த இலை குறிப்பது போல் அவருக்குத் தோன்றியது. மர இருக்கையில் அமர்ந்து கொண்டு மிகுந்த பயத்துடன் மெதுவாக ஜன்னல் வழியே மேல்தளத்தைத் தாண்டி பார்க்க முயற்சித்தார். அதற்குள் அவரைச் சுற்றியும் நான்கு குழந்தைகள், பள்ளி மற்றும் பல்கலைக்கழகம் சென்றவர்கள் திரும்பி வந்து சேர்ந்தாகிவிட்டது.

“ஒரு சிறுஅணு அளவு அறிவுக்கூர்மையைக்
கூடமனிதன் தன்னிடத்தில்
கண்டுபிடிக்கும் முன்னரே அதை தன்
முட்டாள்தனத்தில்
ஈடுபடுத்த முயற்சிக்கிறான்.”

–ஜாகிக் ஈவ் கூஸ்டு

சிலகாலம் முன் குப்புசாமியும், அவரது மனைவி பிரமீளாவும், அவர்களது பேத்தி கிருத்திகா பற்றியும், அவளது கனவில் அடிக்கடி வரும் காட்சி பற்றியும் பேசிக்கொண்டிருந்தனர். அவள் கூறினாள் “ எங்கு நீங்கள் சென்றாலும், எங்கு நீங்கள் உங்களின் மேல் பைத்தியமாக இருக்கும் வாசகர்களிடம் உரை நிகழ்த்தினாலும், அங்கே நான் உங்களுடன் இருப்பது போல் கனவு காண்கிறேன். நேற்று கூட என் பகற்கனவில் யாரோ உங்களைக்

கேட்கிறார்கள், "நியூயார்க் ஜேஎப்கே விமானநிலையத்தில் சக்கரநாற்காலி தள்ளி உதவி செய்யும் ஒரு உதவியாளர் உங்களை அடையாளம் கொண்டு பேசும் அளவு ஒரு சிறந்த கதைசொல்லியாக, நிலா எழுத்தாளராக எப்படி மாறினீர்கள்?" என்று. நீங்கள் உண்மை சொல்லவேண்டிய நேரம் இது.

நீங்கள் என்ன கூறினீர்கள் தெரியுமா?

"நீங்கள் நான்கு பேரக்குழந்தைகளின் தாத்தா ஆகவேண்டிய தேவை உண்டு. அதில் ஒன்று இளம்பருவ பேத்தி. நீங்கள் சிறிது காலம் முன்னமே பணி நிறைவு பெற்று, இந்தக்குழந்தைகளுக்கு ஒவ்வொரு நாளும் ஒரு புதுக்கதை உண்மையோ, கட்டுக்கதையோ சொல்லவேண்டி இருக்கும். நீங்கள் அவர்களிடமிருந்து கற்றுக்கொள்ளவேண்டும் எப்படி ஸ்பைடர்மேன் இலங்கைக்கு பறந்து சென்று சீதா அக்கவை காப்பாற்றினான் என்று. அதனுடன் ஒரு கைபேசி குறுஞ்செய்தி ஹல்க்குக்கு அனுப்பி விரைவாக ஸ்பைடர்மேனையும் சீதா அக்காவையும் இந்திய அழைத்து வர அவர்கள் கூறுவதையும் நீங்கள் கேட்க வேண்டும். இன்னொரு பேரக்குழந்தை வாட்சப் வழியாக டோராவுக்குத் தகவல் அனுப்பி அவளின் வரைபடங்களைக்கொண்டு குறுகிய பாதையில் கடல் கடந்து என் வீட்டுக்கு அழைத்து வர செய்யச் சொல்லும்.

"ஏன் உங்கள் வீட்டுக்கு வழி சொல்ல வேண்டும்?" யாரோ கேட்டார்கள்.

"இது எங்கள் கதை. எங்களின் கதாநாயகியை எங்களுக்கு எங்கு பிடித்தமோ அங்கு எடுத்துச் செல்வோம். அப்போதுதான் நீங்கள் பிரபலமாவீர்கள்.

ஒரு நகலியாகவோ அல்லது கோமாளியாகவோ சீதா அக்காவை அயோத்திக்கு எடுத்து செல்ல முடியாது" பிரமீளாப் பாட்டி கேள்வி கேட்டவருக்கு பொட்டில் அறைந்தார்போல் பதிலிறுத்தார்.

அமெரிக்க குளிர்காலத்தின் கடைசி வாலான காலம் அது. இந்தியாவிலோ சுட்டெரிக்கும் கோடைவெயில் நூறுடிகிரி ஃபாரன்ஹீட் தாண்டிவிடுவேன் என்று பயமுறுத்திக்கொண்டிருந்தது. தரையின் மீது உறைபனியில் சிக்கிக்கிடந்த அந்த ஒற்றை இலையோ மெதுவாக சுதந்திரம் அடைந்துகொண்டிருந்தது. குப்புசாமி இன்னமும் பால்கனியின் ஓரத்தில் இருந்த அந்த மர நாற்காலியில் சாய்ந்து கிடந்தார். அவரது இடுப்பில் இருந்த சிறுநீர்ப்பை நிரம்பிவிடும் நிலையில் இருந்தது.

ஆனால் அவரது எண்ணங்களோ மூன்று வருடம் பின்னோக்கி சென்றது. அமெரிக்காவில் இருக்கும் அவரது குழந்தைகள் பெற்றோர்களுடன் இருக்க அதுவே நல்ல சமயம் இன்று கருதினர்.

அலபாமாவில் உள்ள அவரது மருமகள் கடம்பினி, மற்றும் அவர்களது இரண்டு குழந்தைகள் அனைவரும் அவருடன் தங்க வந்தனர். பேரக்குழந்தைகள் ஏகப்பட்ட குஷியில் இருந்தனர். பெண் குழந்தை தன் பார்பி பொம்மைகளை தாத்தாவுக்கு பெருமையாகக் காட்ட, ஆண் குழந்தையோ தனது டைனோசர் பொம்மைகளை காட்டினான்.

குழந்தைகளின் வருகை, அதுவரை வாழ்வில் திணறவைத்த பெருங்காற்றில் இருந்து குப்புசாமியை வெளியே அழைத்து வந்தது. பார்பி பொம்மைகளின் கோரிக்கைகள் ஒரு புறம், டைனோசர் மறுபுறம் என

அவர் நடுவில் சிக்கிக் கொள்ள, அதிலிருந்து தப்பிக்க இரண்டையும் சண்டையிட வைத்தார். தானும் ஒரு சிறுகுழந்தையென மாறிப்போன குப்புசாமி பெண்ணுக்கும் மிருகத்திற்கும் இடையே நடந்த சண்டையை ஆனந்தமாக ரசித்தார். கடைசியாக, எங்கும் நடப்பது போலவே, வயதில் பெரிய குழந்தை, சின்னதிற்கு விட்டுக் கொடுத்தது. புல்வெளியின்மீது நிலாச்சோறு பகிர்ந்துண்ணும் இரவுகள் அந்த நாளின் மொத்த சந்தோசத்தின் உச்சக்கட்டம்.

மருமகள் கடம்பினியின் அருகாண்மை, மாமியார் பிரமீளாவுக்கு அத்துணை மாதங்களாக தான் தனியாக சுமந்து வந்த பெரும்பாரத்தை கொஞ்சம் கொட்டித் தீர்த்து ஆசுவாசபப்டுத்திக் கொள்ள வழிவகுத்தது. தனது கணவரை சிறிது நேரம் கடம்பினியின் மென்மையான கவனிப்பில் விட்டு, வெளியே செல்லவும் பிரமீளாவுக்கு நேரம் கிடைத்தது. நல்ல வெளிக்காற்றை சுவாசிக்க சந்தர்ப்பம், தனது தோழிகளுடன் பேரங்காடிகளில் சிறுது நேரம் கவலையற்று கழித்தல் என பிரமீளாவுக்கு நல்லதொரு வடிகாலாக இருந்து அவர்களின் முகத்தில் பழையபுன்னகையை மீண்டும் வரவழைத்தது.

குழந்தைகளின் குதூகலம் எல்லாரையும் தொற்றிக்கொள்ளும் ஒன்றாக இருந்தது. குப்புசாமி, பிரமீளா இருவரும் இப்போது குழந்தைகள் விளையாடி மகிழ்வதைப் பார்க்க வெளியில் செல்கிறார்கள். வீட்டின் பக்கத்தில் உள்ள முதியோருக்கான பூங்காவில், நடை பயில்பவர்களுக்காக என தனிப்பாதையும் உண்டு. அதில் சில ஊஞ்சல்கள், சறுக்குமரம், மற்றும் சீசா போன்ற விளையாட்டு உபகரணங்கள் குழந்தைகள் விளையாடுவதற்கென்று அமைக்கப்பட்டுள்ளது. எனவே, குழந்தைகள் அங்கே விளையாட செல்லும்போது,

குப்புசாமி தனது வெளியில் நடை பயில்வதை முதன்முதலாக அங்கே தொடங்கினார். பூங்காவின் இன்னொரு பக்கத்தில், மாமியாரும், மருமகளும் ஒரு சிமெண்ட் பெஞ்சியில் அமர்ந்து மருத்துவமனை மற்றும் நோயைத்தவிர சூரியனின் கீழ் உள்ள மற்ற அனைத்து விஷயங்களையும் நேரம் போவது தெரியாமல் விவாதித்துக்கொண்டிருந்தனர்.

எனினும், எண்ணங்கள் மீண்டும் மாவீரனையும் அவரின் குடும்பத்தையும் சோதிக்க உள்நுழைந்தது. அந்த நாள், ராஜதானி விரைவு ரயிலில் இருந்து இறங்கும் வேளை, ஒரு கோடாக ரத்தத்தை அவர்கள் காண நேர்ந்தது. குப்புசாமி அது அவசரத்தில் கட்டுப்படுத்த இயலாமல் வெளிவந்த சிறுநீராக இருக்கலாம் என்று நினைத்து மிகுந்த தர்மசங்கடத்திற்கு ஆளானார். ஆனால் அது அதற்கும் மேலாக -ரத்தம்.மருத்துவரை கைபேசியில் அழைத்து, உடனடியாக ஒரு ஸ்கேன் எடுத்து சிறுநீரக மருத்துவரிடம் சென்ற போது, அது சிறுநீர்ப்பை புற்றுநோயாக இருக்கக்கூடும் என்று சந்தேகிக்கப் பட்டது. சிறுநீர்ப்பையை அகற்றுங்கள், ப்ரோஸ்டேட் ஒரு கூடைக்குள் போடுங்கள், சில நிணநீர்க்கணுக்களை (lymph nodes) பையில் வையுங்கள் என்பது தீர்ப்பு. அதாவது இவை அகற்றப் பட வேண்டியவை என்ற பொருள் கொள்ளவேண்டும்.

பல அறுவை சிகிச்சைகளுக்குப் பின் சிலர் மிகவும் சௌகரியமாகவும், சிலர் ஆச்சரியத்துடனும், சிலர் முணுமுணுவென்ற தொந்திரவுடனும், புற்றுநோயை வென்றிருக்கிறாரக்ள்.. குப்புசாமியின் குணமடைதலும், புனர்வாழ்வும் கனவு நிஜமானது போன்ற ரீதியில், அவரது குழந்தைகளைப் போன்ற இளம் வயதுடைய

மருத்துவர் குழுவால் சாத்தியம்ஆனது. குப்புசாமியும் அவரது மனைவியும் ஆடை ஆபரண நிறுவனம் தொடக்கி ஒரு சுறுப்பான புது வாழ்வை தங்களதாக்கி, அத்துடன், பல புது புற்றுநோயாளிகளுக்கு தங்களின் மேலான ஆலோசனைகளை வழங்கவும் ஆரம்பித்தார்கள்.

குப்புசாமியின் அருகில் இருந்த யாரோ ஒருவர் அவரைக் கேட்டார், "உங்களின் இத்தனை உறுப்புகளை இழந்து வாழ்தலில் உங்களுக்கு சம்மதமா அல்லது அனைத்து உறுப்புகளுடனும் இறந்திருந்தால் பரவாயில்லையா?"

தனக்கு அறுவைச்சிகிச்சை செய்த மருத்துவர்களுக்கு அவர்கள் அகற்றிய உறுப்புகள் இல்லாமலேயே, நல்ல நிலையில் இயங்கும் உறுப்புகளைக் கொண்டே தான் சிறந்து வாழமுடியும் என்ற உத்திரவாதம் அளிக்க தான் பெரிதும் விரும்புவதாக அவர் மிகுந்த அமைதியுடன் பதிலிறுத்தார்.

சிறுநீர்ப்பை, ப்ராஸ்டேட் மற்றும் சில லிம்ப் நோட்ஸ் இல்லாத வாழ்க்கை அவ்வளவு ஒன்றும் மோசமானதாக இல்லை.

முதுமையின் காரணமாக கண்கள் பழுதடைந்தால் கண் கண்ணாடி உதவுகிறது.

காதுகள் கேட்கும் வேலை செய்ய மறந்தால், காதுகேட்கும் கருவி பொருத்தலாம். பற்கள் அரைக்கவும், கொறிக்கவும் தவறினால், செயற்கைப்பற்கள் உதவிக்கு வரும். கைகளோ, கால்களோ இழக்கும் நிலை வந்தால், ஜெய்ப்பூரில் இருந்து உதவிக்கு வரும் செயற்கை கால்கள், கைகள். அப்படியானால், சிறுநீரக அமைப்பு வேலை செய்யாதபோது எதற்க்காக இந்த சிறுநீர்

சேகரிக்கும் பைகள், உங்களை மிகுந்த விகாரமாக, தனித்துக் காட்டுவதாய் வருத்தப்படவைக்க வேண்டும்?

ஆனால் எண்ணங்கள் இன்னும் ஆழமாக புற்றுநோயின் வெற்றியாளரை ஊடுருவியது! என்ன ஒரு துணிச்சலான மனிதன்!

நேற்று மால்குடியில் மிகவும் குளிர் அதிகம். குப்புசாமி தனது விருப்பத்திற்குரிய புத்தகத்தை படித்துக்கொண்டிருந்தார். மிகச் சமீபத்தில்தான் அவர் ஒரு தர்மசங்கடமான ஆயினும் குளிர் நாட்களில் பொதுவாக நேரிடும் விபத்தில் இருந்து மீண்டார். அவரது செயற்கை சிறுநீர்ப்பையின் கீழ்ப்பகுதி திறந்துகொண்டது. கீழ்ப்பகுதியில் உள்ள பிசின் போன்ற ஒட்டும் பொருள் குளிரினால் கரைந்து உருகி ஒரு வாய் பிளக்கும் அளவு இடைவெளியை ஏற்படுத்தியதால் அதில் இருந்த திரவம் நழுவி கீழே ஒழுக ஆரம்பித்து விட்டது.

எனவே இப்போது இந்தப் பையை சரியான முறையில் அகற்றவேண்டும். முழு வயிற்றுப்பகுதியையும் முதலில் நன்கு சோப்பு போட்டு வழக்கமான குளியல் முடித்தபின் டெட்டால் கலந்த நீரில் சுத்தம் செய்யவேண்டும். அனைத்தையும் எவ்வளவு விரைவில் செய்யமுடியுமோ, அவ்வளவு விரைவாக செய்து முடிக்க வேண்டும். வயிற்றுப்பகுதியை நன்கு உலர வைத்தபின், கழிவு வெளியேற போடப்பட்டுள்ள துளை மற்றும் அதன் அருகில் உள்ள இடங்களை பென்ஸ்ஆயின் டிங்க்சர் வைத்து சுத்தம் செய்யவேண்டும். வயிற்றின் மேற்புறம், வலது பகுதியில், தொப்புளுக்கு சிறிது மேலே வலது பக்கம் பச்சை புண்ணாக இருக்கும் ஸ்டோமா எனும் துளை காரணத்துடன் உருவாக்கப்பட்டு அதைச்சுற்றி

இடைவெளிகள் இல்லாது ஒட்டவைத்தாற்போன்று இருக்கும். கிட்னி, சிறுநீர்ப்பை, ப்ரோஸ்டேட் மற்றும் சில லிம்ப் நோட் இல்லாத நிலையில் சிறுநீர் இந்த ஸ்டோமா வழியே மெதுவாக தொடர்ந்து இரவானாலும், பகலானாலும், நோயாளி உள்ளே எடுத்துக்கொள்ளும் நீரின் அளவுக்கேற்ப நிமிடத்திற்கு இத்தனை சொட்டுகள் என்ற கணக்கில் சொட்டிக்கொண்டே இருப்பதால், நோயாளிக்கு சிறுநீர் கழிக்க வேண்டும் என்ற உணர்வு சிறிதும் இராது.

வயிற்றின் வெளியே நீட்டிக்கொண்டிருக்கும் ஸ்டோமாவின் அதே விட்ட அளவில் செதில் போன்றதொரு துளை அதன்மீது வைத்து மனித உடலுக்கு ஒத்துவரும் ஒட்டும் பிசின் போன்ற பொருளை வைத்து ஒட்டி, அதனுடன் ஒரு செயற்கை பையை கவ்விப் பிடிக்கும் கிளிப் வைத்து பொருத்தி சிறுநீர் வெளியேறும் வடிகாலை நன்கு அடைத்து விடுவார்கள். சொட்டுசொட்டாக சிறுநீர் அந்தப் பையில் சேரும்போது அந்தப் பையின் கனம் கூடும்போது, அழுத்தம் தாளாமல் நோயாளி அதை காலி செய்யவேண்டும் என்ற எச்சரிக்கை கிடைக்கும். அவர் மூன்றுமணிநேரத்திற்கு ஒருமுறை இரண்டு அல்லது மூன்று லிட்டர் கொண்ட திரவத்தை வெளியேற்றுவார். சொல்லப்போனால், இதுதான் புற்றுநோய் வருமுன் இருந்த வாழ்க்கை முறைக்கும், தற்போதுள்ள வாழ்க்கை முறைக்கும் உள்ள ஒரே வித்தியாசம். இந்த விஷயத்திற்காக, கண்டிப்பாக ஒரு கண்ணியமான கழிவறை (நோய்தொற்றுக் கிருமிகள் சராசரி மனிதனை விட இவருக்கு மிகுந்த ஆபத்து விளைவிக்கும்) அவர் எங்கு சென்றாலும், எப்போது சென்றாலும் தேவைப்படும்.

அந்த பை மீண்டும் சரி செய்து பொறுத்தப்பட்டவுடன், திரும்ப புத்தகம் படிக்க ஆரம்பித்தார். அவரது விருப்பத்திற்குரிய எழுத்தாளர் சார்லஸ் டிக்கன்ஸ். அந்த புத்தகத்தின் பெயர் *"இரண்டு நகரங்களின் கதை"*. அதில் ஒரு பகுதி:

அதுவே மிகச்சிறந்த நேரம். அதுவே மிக மோசமான நேரம். ஞானம் தழைத்த காலம் அது. மூடத்தனத்தின் மொத்தமும் கொண்ட காலம் அது. நம்பிக்கையின் சகாப்தம் அது. அவநம்பிக்கையின் சகாப்தமும் அதுவே. அது ஒரு ஒளிர்விளக்குகளின் காலம். இருண்ட காலமும் அதுவே. நம்பிக்கை நிறைந்த வசந்தகாலம் அது. விரக்தி நிறைந்த குளிர்காலம் அது. அவர்கள் முன் எல்லாம் இருந்தது. அவர்கள் முன் எதுவுமே இல்லை. அவர்கள் அனைவரும் சுவர்க்கம் நோக்கி நேராகச்செல்கிறார்கள். அவர்கள் நேராக வேறு பாதை நோக்கிச் செல்கிறார்கள்.

இந்தப் பத்தியில் உள்ள "அவர்கள்" என்பது புற்றுநோய்மருத்துவர் வருவதற்காக வெளிநோயாளிப் பிரிவில் காத்துக் கொண்டிருக்கும் புற்றுநோயாளிகளின் ஒரு கூட்டத்திற்கும் பொருத்திப்பார்க்கலாம் என்று அவர் தனக்குத் தானே கூறிக்கொண்டார். அவருக்கும் கடந்த காலத்தில் அடிக்கடி நிகழ்ந்த ஒன்றுதான் இது.

அப்படியாக, அவர்கள் மனங்களில் இருந்த குளிர்காலம், தரையின் மீது பனியால் மூடப்பட்டு உறைந்து கிடைக்கும் இலைகளை அகற்றுவதை போல வெளியேற்றப்பட்டு, சுயசந்தேகத்தாலும், சுயமதிப்பின்மையாலும் பாதித்த தனிமை தூரத்து வானத்தை நோக்கி தூக்கியும் எறியப்பட்டது.

அவர்கள் வெறுமனே உயிர் வாழ்ந்துகொண்டிருக்க வில்லை

அவர்கள் புத்துயிர் பெற்று சராசரி வாழ்க்கைக்கு மீண்டனர்.

இத்துடன்தான் புற்றுநோய்க்கு எதிரான அவரின் வெற்றி அறிவிக்கப்பட்டது. அவர்கள் உண்மையில் ஊர்ந்து வரும் நண்டை விஞ்சி விட்டனர்.

அவர் வெளியே தெரியும் சூரியனைக் காண்கிறார். உறையவைக்கும் பனி விரட்டப்படுகிறது. அனைத்துக்கும் பிறகு, கடும் குளிர்காலம் மங்கும் வேளை, வசந்தகாலம் தூர உள்ளதா, என்ன? ஒரு வானவில் அவரின் வாழ்க்கையில் உதித்து வருகிறது, அவர்களின் மனம் விரும்பும் கவிதையின் வரிகளில் உள்ள முதல் எழுத்துகள் போல (VIBGYOR):

V ictory to her who cared sans inhibitions

I nspite of all the trials and tribulations

B e it in the hospital or later at the park

G reat is the woman who taught him to walk

Y et she never herself thought of any rest

O r felt depressed at the sufferer's mess

R ecovered and rehabilitated, now rejoice en mass.

(திருமதி. ராஜலக்ஷ்மி சிவா)

வெற்றி அவளுக்கே, தடைகள் இல்லா அவளின் கொடைக்கு

அனைத்து சோதனைகளையும், இன்னல்களையும் தகர்த்து

இல்லமோ மருத்துவமனையோ அல்லால் பின்னாளில் பூங்காவோ, எங்காயினும்

உயர்குணம் கொண்ட பெண்மணி அவருக்கு நடை பழக்கினாள்

எனினும் அவளுக்காக அவள் துயில் கொண்டதில்லை

அல்லால் துன்புற்ற கணவரின் சீற்றம் கண்டு துவளவில்லை

மீண்டெழுந்து மறுவாழ்வு பெற்று, ஒன்றாய் இருவரும் இன்று களிப்படைந்தோமே!

–(திருமதி. ராஜலக்ஷ்மி சிவா)

மனிதன் எழுப்பிய கலங்கரை விளக்கம்

–கவிதாயினி ஷாலினி சாமுவேல்

"அச்சத்தை வேட்கைதனை அழித்து விட்டால்
அப்போது
சாவுமங்கே அழிந்து போகும்;"

–மகாகவி பாரதியார்

இயற்கை, தத்துவம் மற்றும் ஆன்மிகம் போன்ற விஷயங்களை பெரிதும் நேசிக்கும் ஷாலினி சாமுவேல் கன்னியாகுமரியைச் சேர்ந்த ஒரு கவிஞர். அவரின் சொந்த ஊரின் பிரதிபலிப்பு அவரின் கவிதைகளில் மிகச் சுலபமாகக் கண்டுகொள்ள முடியும். மூன்று கவிதைத் தொகுப்புக்ளுக்கு சொந்தக்காரரான இவரின் பெயர் உலகெங்கிலும் உள்ள கவிதைத் தொகுப்புகளிலும், கவிதைகள் வெளிவரும் பத்திரிக்கைகளிலும் அதிகம் காணலாம்.

எத்தனையோ தருணங்கள்

யமன் தன்னைக் கொல்ல மாட்டானா என அவள் ஏங்கியது

அணுஅணுவாய் அனுதினமும் அவளைத் துளைத்தெடுக்கும்

வேதனையோ சோதனையோ அவள் அறியாள்

ஆயினும் அவள் அறிவாள் இறப்பு விரைவில் என்று

மருத்துவர்களே கூறுங்கள்! அவளை குணமாக்க இயலுமா?

அல்லது துர்தேவதையின் கிடுக்குப் பிடியிலிருந்து தெய்வம்தான் காக்குமா?

செல்ல வழி தெரியாது திகைக்கிறாள்

அது ஒரு எல்லாம் முடிந்து போன ஒரு முட்டுமுனை அவள் சிந்தித்தாள்.

கடிகாரக்கரம் நகரும் ஒவ்வொரு மணித்துளியும்

கல்லறை நோக்கி நகர்த்தும் அவளின் பாத அடிகளை

சுக்குநூறானது அவள் கனவுகள், உறைந்து இறுகவைத்தது அவள் அச்சம்

இழந்தாள் அவள் ஆன்ம பலத்தை சோதனைகள் பல லட்சம் கண்டு.

ஆனால் கலக்கத்தில் தொடரவில்லை அவள் வாழ்வை

வேதனை மறைந்தோடியது; அடிமேல் அடிவைத்து

அவள் வர வேண்டி தூர ஒளிர்ந்த ஒரு மங்கிய ஒளி வரவேற்றது

நடந்தாள், ஊர்ந்தாள், புரண்டோடினாள்

அந்த இருள் கப்பிய தூரத்து எதிர்காலத்திற்கு

கீமோ வேலை செய்தது. குணமாகிக்கொண்டே வந்தாள்

சரீரம் பலவீனமானாலும், மனோபலம் வலியது

ஒவ்வொன்றாய் பல சூறாவளிகளை திடம் கொண்டு கடந்தாள்

சூறாவளிகள் சுருங்கி காற்றாய், தென்றலாய் மாறியதும்

நம்பிக்கை மூச்சை அமைதியுடன் சுவாசித்தாள்

தொலைந்த நாணயமாய் வாழ்வெனும் விளையாட்டில் அவள் காணப்பட்டாள்

நிலையான இறுதிமுனைகளைத் தகர்த்தெறிந்து நகர்ந்தாள்

அரசாண்ட பேய்க்கு இறுதிநாள் குறித்தாள்

கொடிய நோயின் எல்லாக் கோட்டைகளையும் வென்று கொடி நாட்டினாள்

புற்றுநோயற்றவளாக இன்று பிரகாசமாக ஒளிர்கிறாள், மற்றோருக்கு வழி காட்டுகிறாள்.

இன்று அவள் ஒரு கலங்கரை விளக்கம், வழிகாட்டுகிறாள் அதே கடலில் தத்தளித்துப் பயணிப்பவர்க்கு

நடுக்கடல் நாவாய்களுக்கு நல்ல கரையோரம் நங்கூரம் பாய்ச்சுகிறாள்

மனிதன் எழுப்பிய கலங்கரை விளக்கம் - நெகிழி

கதிர்வீச்சு, புகை, புற்றுண்டாக்கும் உணவுகள் என அனைத்தும் கலந்தவள்

அவள் இன்று ஒரு வழிநடத்தும் தேவதை, புற்றுநோயை வெற்றி கண்ட வீராங்கனை.

உடல்நலத்தில் பெண்கள் மாறிவரும் ஒரு தோற்றம்

–கவிதாயினி/எழுத்தாளர் சம்ருதி டாஷ்

"பெண் விடுதலை வேண்டும், பெரிய கடவுள் காக்க வேண்டும்"

–மகாகவி பாரதியார்

"இனாரா" என்ற புனைபெயரில் எழுத்துலகில் புகழ் பெற்று வரும் 27-வயதான- சம்ருதி டாஷ். கவிதாயினி, நாவல் எழுத்தாளர், பதிப்பாசிரியர் மற்றும் செயல் ஊக்கம் கொடுக்கும் பேச்சாளர் என பன்முகம் கொண்ட இவர் நியூ டெல்லியில் உள்ள புகழ்பெற்ற ஜவஹர்லால் நேரு பல்கலைக்கழகத்தில், ஆங்கிலஇலக்கியத்தில் முதுகலைப் பட்டம் பெற்று, தற்போது இந்தியக் குடியியல் பணிகள் தேர்வு எழுத தன்னை தயார்ப் படுத்திகொண்டு உள்ளார். வாழ்வின் லட்சியத்தையும், விருப்பங்களையும் சமநிலையில் கொண்டு செலுத்தும் இவரின் படைப்புகளாக நான்கு கவிதைத்தொகுப்புகள் மற்றும் இரண்டு நாவல்கள் இவரின் தனிப்பட்ட வெளியீடாகவும், துணைப்

பதிப்பாசிரியராகவும், பதிப்பாசிரியராகவும் மேலும் நான்கு கவிதைத் தொகுப்புகளும் வெளியீடு செய்திருப்பதுடன், இருபதுக்கும் மேற்பட்ட தேசிய மற்றும் உலகம் முழுதும் வெளிவந்த பல கவிதைத் தொகுப்புகள், பத்திரிக்கைகள், சஞ்சிகைகள் மற்றும் மின்சஞ்சிகைகள் போன்றவற்றில் தன் கவிதைகளை இடம் பெறச் செய்த பெருமை கொண்டவர். தற்சமயம் அவரது அடுத்த புத்தகமான, செயல் ஊக்கம் கொடுக்கும் தொடர்கள் அடங்கிய "நீங்கள் அதற்குத் தகுதியானவர்களே" என்ற தலைப்பில் எழுதி வருகிறார். தன் இலக்கில் முனைப்புடன், நேர்மறை எண்ணங்களின் ஆதிக்கத்தில், துடிப்புடன் இருக்கும் இவர், வித்தியாசமான சிந்தனை இன்றி ஒரே மாதிரியாக சிந்திக்கும் சமூகத்தின் மனநிலையில் தனது படைப்புகள் மூலம் மாற்றம் கொண்டு வரமுடியும் என்று நம்பியதுடன் இவரின் தாரக மந்திரமாக மூன்று வார்த்தைகளை முன் வைக்கிறார். அவை - "நன்னம்பிக்கை, வாழ்க்கையை வாழ், நம்பு " என்பதாகும்

பெண்களின் உடல்நலத்தைப் பற்றிய பாரம்பரியமான சிந்தனை அவர்களின் பொதுவான உடல்நலம் தொடர்பான விஷயங்களை வலியுறுத்துகிறது. ஆனால், பெண்கள் இல்லங்களிலும், பரந்து விரிந்த உலக சமுதாயத்திலும், எந்த அளவு அவர்கள் பெற்றுக் கொள்கிறார்களோ, அதைவிட முக்கியத்துவம் வாய்ந்த வழங்கும் நிலையிலும் அவர்கள் உள்ளார்கள். இப்படிப்பட்ட அவர்களின் பங்களிப்பு பொருளாதார, அரசியல் மற்றும் கலாசார ரீதியில் மிகவும் குறைத்தே மதிப்பிடப்படுகிறது. 32 நாடுகளில் இருந்து, 52 விழுக்காடு உலக மொத்த

மக்கள்தொகையை உள்ளடக்கி ஆய்வு செய்யப்பட்ட தகவல்கள்படி, உடல்நலத்துறையில் பெண்கள் பங்களிப்பு ஆண்டுக்கு தோராயமாக மூன்று டிரில்லியன் அமெரிக்க டாலர் மதிப்பு என்று பெண்கள் மற்றும் உடல்நலத்துக்கான லான்செட் குழுவுக்கு சமர்ப்பிக்கப்பட்ட அறிக்கை எடுத்துக் காட்டுகிறது.

அந்த அறிக்கையானது மூன்று வருட உழைப்பின் உச்சகட்ட முடிவு என்பதால் அந்த அறிக்கை பெண்களையும், சமுதாயத்தில் அவர்களின் பங்களிப்பையும் பாதிக்கும் சில முக்கிய பிரச்னைகளை கருத்தில் கொள்வதில் முக்கிய மைல்கல்லாக பிரதிபலித்தது என்றே கூறலாம். பெண்கள் உலக உடல்நல மானிட தொழில்வளத்தில் செவிலியர், தாதியர், சமூக உடல்நல வேலையாளர்கள் மற்றும் மருத்துவர்கள் போன்ற பல பணிகள் மேற்கொண்டு தங்களின் இன்றியமையாத பங்களிப்பை அளித்து வருகிறார்கள். பல நாடுகளில் 90 விழுக்காடு செவிலியர்கள் பெண்களே. ஆயினும், உடல்நலத்துறையில் சேவை ஆண்டுகளில் மூத்தவராக இருந்தபோதும் மிக உயர்ந்த பதவி அவர்களுக்கு வழங்கப்படும் வாய்ப்பு மிக்க குறைவாக உள்ளதெனினும், சில குறிப்பிட்ட நாடுகளில், உதாரணமாக UK போன்ற நாடுகளில் மருத்துவ படிப்பு சேர்க்கையில் பெண்களே அதிகம் ஆதிக்கம் செலுத்துகிறார்கள்.

முதியோர் சமுதாயம், நீண்ட வாழ்நாள் பெற்றாலும், நாள்பட்ட நோய்களால் பாதிக்கப்படுவதால், அவர்களுக்கு கவனிப்பு அதிகம் தேவைப்படுகிறது என்ற கோரிக்கை பெரிய அளவில் பரவலாகப் பேசப்பட்டாலும், அதில் பெரும்பான்மையான கோரிக்கைகளை பாரம்பரியமான முறையிலேயே பெண்களாலும், குழந்தைகளாலும் தீர்த்து

வைக்கப்படுகிறது. இன்றளவும் பெண்கள் உடல் நலத்தில் தலைமைப்பொறுப்பு பதவிகளை அடையமுடியாத நிலையிலேயே வைக்கப்பட்டுள்ளார்கள். பார்ச்சூன் 500 உடல்நல நிறுவனங்களில், நிர்வாக அதிகாரிகளாக 21 விழுக்காடு மற்றும் இயக்குனர் குழுவில் 21 விழுக்காடு என்ற அளவிலேயே பெண்கள் உள்ளனர். 125 பெண்களுக்கு நிர்வாக அதிகாரம் கொண்ட பதவி பெற்றிருந்தாலும், ஒரு ஐந்து பேர் மட்டுமே மிக முக்கிய தலைமை இயக்குனர் பதவியான COO (Chief Operations Officer) அல்லது பிரசிடெண்ட் பதவிகளுக்கு தேர்ந்தெடுக்கப் படுகிறார்கள். அதனுடன் பார்ச்சூன் 500 உடல்நல நிறுவனங்களில் ஒரே ஒரு பெண் CEO மட்டுமே உள்ளார். மருத்துவமனைகளில் இந்த பன்முகத்தன்மை நிறுவனங்களைக் காட்டிலும் சிறிது ஆறுதல் தரும் விதத்தில் உள்ளது.

தாம்ப்ஸன் ரியூட்டரின் 100 தலைசிறந்த மருத்துவமனைகளில், நிர்வாகக் குழுமங்களில், 27 விழுக்காடும், தலைமைபொறுப்புக் குழுக்களில் 34 விழுக்காடும் பெண்கள் உள்ளனர். 97 பெண்கள் சி (C) லெவல் பட்டங்கள் இந்த மருத்துவமனைகளில் பெறுகிறார்கள் மற்றும் 10 பெண்கள் மருத்துவமனையின் CEO (Chief Executive Officer) என்ற பதவியில் தங்களை நிலைநிறுத்தியிருக்கிறார்கள்..

உடல்நலத்துறைப்பிரிவுகளில் பெண்களின் முக்கியத்துவம் யாதெனில் முதலாவதாக குடும்பத்திலும் சமூகத்திலும் உடல்நலத்தை பராமரிக்கும் பொறுப்பை ஆரம்ப முதலே பெண்கள் மனமுவந்து ஏற்றுக் கொள்வதால், அவர்களே நாட்டின் அடிப்படை உடல்நலத்தை பாதுகாக்கும் முதன்மை பிரதிநிதிகளாக உள்ளார்கள். அவர்களின் இயல்பிலேயே நோய்கள்

பற்றியும், அதை அனுபவிக்கும் கொடுமை பற்றியும் நன்கு உணர்ந்திருப்பதால், தங்களிடம் இருந்து எதிர்பார்க்கப்படும் சமுதாயப்பங்கான போஷாக்குதருபவர்கள் மற்றும் பராமரிப்பாளர்கள் என்ற பணியை சிறியவர், பெரியவர், நோயாளிகள், மாற்றுத்திறனாளிகள் என்று பாரபட்சம் இன்றி அனைவருக்கும் அரவணைப்புத் தருவதை செய்து முடிப்பவர்கள் ஆக வாழ்கிறார்கள். அதனுடன், அடிப்படையிலேயே குடும்பத்தில் சரியான சுகாதாரப் பழக்கங்களை கற்றுத்தருவதும் இவர்கள் வேலையாகவே உள்ளது. முதன்மை சுகாதார மையங்கள்தான் பொதுமக்களின் தேவைக்கு உடனடி உதவி தரும் என்பதும், பெண்கள்தான் இந்த விஷயத்தில் மிகுந்த விழிப்புணர்வுடன் உள்ளார்கள் என்றாலும் உடல்நலம் குறித்த நிகழ்ச்சிகள் நடத்த முற்படும்போது, பெண்களின் மேலான கருத்துக்கள் பெரிதும் வரவேற்கப்படுதில்லை. உண்மையில் பெண்களின் உடல்நலம் குறித்த சிறந்த அறிவை சமூகம் பயன்படுத்தி முழுப்பயன் அடையவேண்டுமெனில், புதுப்பிக்கப்பட்ட தன்னம்பிக்கையை பெண்களிடத்து அளித்து அவர்களை ஊக்குவிக்கவேண்டும். தங்களின் வாழ்க்கை அனுபவங்களையும், அவர்களிடம் குவிந்துகிடக்கும் அறிவென்னும் செல்வத்தையும் தாங்கள் வாழும் சமூகத்துக்கு மற்றும் உலகத்துக்கு பகிர்ந்தளிக்கக்கூடிய திறன் கொண்ட மனுஷிகளாக, பெண்கள் தங்களை தாங்களே மதிக்கக் கற்றுக்கொள்ள வேண்டும்.

மேலும், பெண்கள் தங்களின் பராமரிப்பு குணநலன்களை வெளிப்படுத்தும் விதத்தில் அவர்கள் நிகழ்ச்சிகள் ஏற்பாடு செய்யவும், தன்னிடம் உள்ள தகவல்களைப் பரிமாறிக்கொள்ளவும் தேவையான ஒரு

உணர்வுப்பூர்வமான முயற்சி எடுக்கவேண்டும். இப்படி ஒரு பங்கேற்பு உண்மையில் நிகழுமானால், பெண்கள் உடல்நலம் சம்பந்தப்பட்ட அனைத்து துறைகளிலும், நிலைகளிலும் தடையின்றி ஊடுருவிச் செல்லமுடியும். அவர்கள் மருத்துவராக, செவிலியராக, சமூக நல மேம்பாட்டுத் துறை பிரதிநிதிகள், மருத்துவக் கல்வி அளிப்பவர்கள், விவசாய விரிவாக்க தொழிலாளர்கள், பொதுமக்கள் உடல்நலத்திட்ட அலுவலர்கள், திட்டம் தீட்டுபவர்கள், சட்டம் அமைப்பவர்கள், அரசியவாதிகள் என பெண்கள் எல்லாத்துறையிலும் தங்களின் திறனை வெளிப்படுத்த முன்வருதல் வேண்டும். அதே சமயம், பெண்களும் தனி மனிதருக்கும், சமூகத்துக்கும் நன்மை செய்யக்கூடிய முடிவுகள் எடுத்துச் செயலாற்ற பெண்கள் சம்பந்தப்பட்ட நிறுவனங்கள் உள்பட அனைத்துத் தரப்பு மக்களின் பங்களிப்பை ஆதரித்து உதவி செய்தல் வேண்டும். இளம் பெண்களும், சிறுமிகளும் முன்னேறத் தேவையான அடிப்படைக்கல்விக்கும், பெண்கள் சுயதொழில் முன்னேற்றத்திற்கும், வேலைவாய்ப்பு பெற உதவும் தொழில் கல்வி பெறுவதற்கும் என இவை அனைத்தையும் செய்து கொடுக்கத் தேவையான சிறப்பு செயல்பாடுகள் மேற்கொள்ளவில்லையெனில், மேற்கூறிய எதுவுமே நடக்க வாய்ப்புகளே இல்லை.

உடல்நலம் பற்றிய கல்வியை உள்ளடக்கிய முதன்மை உடல்நல நிகழ்வுகள் நடத்தத் தேவையான வளங்களுக்கு முதலீடு செய்தலும், கிராமப்புற பெண்கள் கூட பயனடையும் வகையில் உடல் நலத்திட்டங்களை ஊக்கமளித்து வளர்த்தலும், எளிய மற்றும் அறிவியல்பூர்வமான முறைகளை அவர்களுக்கு அறிமுகப்படுத்தலும், கிராமப்புறங்களில் உடல்நலம்

குறித்த நிகழ்ச்சிகள் நடத்தி, அதில் பங்கு பெறும் பெண்களின் கருத்துக்களை சேகரித்தலும், நகர்ப்புற மருத்துவ மையங்கள் நடத்தும் மருத்துவர்களுக்கு கூட சிறந்த பயனையும், அனுபவத்தையும் அளிக்கும்.

முதன்மை உடல்நல செயல்பாடுகள், சமுதாய முன்னேற்றம், விவசாயம், கல்வி, பொதுவேலைகள், வீடுகள் அமைத்தல், மற்றும் தகவல் தொழிநுட்பம் சார்ந்த மற்ற அனைத்துத் துறைகளுடனும் முழுமையாக இணைக்கப்பட்டு, உள்ளூர் மக்கள் அனைவரும் முழுமையாகவும், செயல்திறத்துடனும் பங்கு கொள்ளும் செயல்பாடுகள் ஏற்படுத்தினால் உடல்நலம் உள்ளூரில் அனைத்து மக்களும் உடனடியாக பயன் பெறும் வகையில் அமையும். தொடர்ந்து மக்களுடன் உரையாடி அவர்களின் முதன்மைத் தேவை என்ன என்பதை உணர்ந்தபிறகே இவற்றை நிறைவேற்ற முடியும்.

பலநூறு ஆண்டுகளுக்கு முன்பிருந்தே, இந்தியா மருத்துவம், உடல்நலம், பராமரிப்பு போன்ற துறைகளில் முன்னோடியாக திகழ்ந்து வந்தாலும், இந்தியாவின் பல்வேறு வகை பிரச்சினைகளான வறுமை, ஆண், பெண் பாகுபாடு, மற்றும் படிப்பறிவின்மை போன்றவைகளால், பெரிய அளவில் சோபிக்க இயலவில்லை. பெண்கள் மட்டும் தரமான கல்வியும், முறையான விழிப்புணர்வும் பெற்றார்கள் எனில் அவர்களின் குடும்பம் மற்றும் குழந்தைகளின் அடிப்படைச்சுகாதாரம், முறையான உடற்பயிற்சி மற்றும் சத்துள்ள முறையிலான உணவுப் பழக்கங்கள் என்று சிறந்த வகையில் தங்கள் பங்களிப்பை வழங்குவார்கள். வறுமையின் கொடுமையினால், பெரும்பான்மைக் குழந்தைகள், குறிப்பாக வீதிகளில் வசிக்கும் பெண் குழந்தைகள் குற்றங்கள் புரியும் வேசித்

தொழில் புரிவோர், போதை மருந்துகும்பல் போன்றோரின் பிடிகளில் அகப்பட்டு HIV போன்ற கொடிய நோய்களின் தாக்கத்துக்கு ஆளாகி உடலளவிலும், உணர்வளவிலும், மனதளவிலும் கடும் சித்திரவதைக்கு உள்ளாகிறார்கள்.

இந்தியாவின் முழு உடல்நலப் பிரிவில், 70 முதல் 80 விழுக்காடு வரையில் பெண்கள் பொறுப்பு வகிக்கிறார்கள். பெண்கள் உடல்நலத்திற்கு பாதுகாப்பு வழங்குவோர் சமுதாயத்திற்கு பெண்களின் உடல்நலம் மற்றும் அவர்களுக்குத் தேவையான சத்துள்ள உணவு வகைகள் கொடுத்து அவர்களை பராமரித்தல் என்ற அந்த இன்றியமையாத பங்களிப்பையும் தர முன்வரவேண்டும். இந்தியத் திருநாட்டில், பெண்கள் பல முதன்மைப்பதவிகள் பெற்று பெண்ணதிகாரம் முறையாகப் பெற்று அனைத்துத்துறைகளிலும் தங்களை நிலைநிறுத்திக் கொள்ள அவர்களுக்கு அடிப்படையில் தேவைப்படுவது அவர்களின் உடல்நலத்தையும், சரிவிகித சத்துக்கள் அடங்கிய சமான உணவை அவர்களுக்கு பெற்றுத் தரும் திட்டங்களும், அதற்கான செயல்பாட்டு வடிவமைப்பும் தான்.

இறுதியாக கோபி அன்னான் ஒரு முறை கூறினார்:

"பெண்கள் செழுமை பெற்றால் முழுச் சமுதாயமும் பலனடையும், மற்றும் தொடர்ந்து வரும் தலைமுறைகள் அனைத்துக்கும் வாழ்வில் மேன்மையான ஆரம்பம் வந்தடையும்."

புற்றுநோயின் மீதான போரில் நகைச்சுவை

–Ms. ஹர்ப்ரீத் கவுர் & திரு. நீலகண்ட சிவா

*"இன்றுபுதி தாய்ப்பிறந்தோம் என்று நீவிர்
எண்ணமதைத் திண்ணமுற
இசைத்துக் கொண்டு தின்றுவிளை யாடியின்புற்
றிருந்து வாழ்வீர்;"*

–மகாகவி பாரதியார்

ஹர்ப்ரீத்கவுர் புற்றுநோயுடன் போரிடும் ஒரு நோயாளியின் மகள். சித்திரவதை செய்யும் நோய்களின் கொடூரப் பேரரசனான புற்றுநோயை எதிர்த்துப் போரிடும் செயலில், உள்மனதின் ஆன்மபலமும், கடும்மனஉறுதியும் கொண்டு அற்புதமான ஆச்சர்யங்களை உருவாக்க தன் சோகங்களை என்றுமே மத்தாப்பு போல மின்னும் புன்னகையின் மறைவில் வைத்து வாழும் ஒரு நபர். தற்போது ஹரியானாவில் உள்ள குருகிராம் என்ற நகரில் வசித்து வருபவர். எங்கும் வியாபித்திருக்கும் ஊர்ந்து வரும் நண்டை அறவே எதிர்க்க கடுமையாக யுத்தம்

செய்வதற்கிடையில், தன்னை வீட்டுவேலைகளில் மும்முரமாக இருப்பது போல் காட்டி தன்னைத்தானே கொஞ்சம் ஏமாற்றிக்கொள்ளவும்தான் செய்கிறார். அவர் தன் தாயை நெருங்கிய புற்றுநோயை எவ்வாறு அவர்கள் ஒன்று திரண்டு எதிர்த்துப் போராடி, அந்த நோயை விஞ்சிய தன்மை கொண்டு நின்றார்கள் என்ற அனுபவத்தை சமீபத்தில் உலக புற்றுநோய் விழிப்புணர்வு தின நிகழ்ச்சியில் வெளியிட்ட *"யாரும் இங்கே தனித்துப் போரிடுவதில்லை"* என்ற தலைப்பு கொண்ட தொகுப்பில் வெளியிட்டுள்ளார்.

புற்றுநோயைக் கையாளுவதில் நகைச்சுவையும், சிரிப்பும் என்ற இந்தத் தலைப்பு கொடுக்கத் தூண்டிய குப்புசாமியின் தொடர்ச்சியான கருத்துக்கள் கொஞ்சம் வித்தியாசமாக படிப்பவர்க்குத் தோணலாம்.

அந்த மிகப் பெரிய c என்பது என்றுமே தீர்மானிக்கவே இயலாத கடந்த கால வாழ்க்கைமுறை, இன்றைய கால தாங்கவொணா வேதனை, சகிக்கமுடியாத பாதிப்பு கொடுத்து இறுதியில், பெரும்பான்மையாக "வாழ்வின் இறுதி" எனும் நிகழ்வுக்குத் தள்ளுவது என்ற கொடுமைகளுடன்தான் தொடர்புடையது. ஆனால், அந்த வீட்டில் மட்டும் சிரிப்பு, பாட்டு, நடனம், மேசைப்பந்து விளையாடுதல் மற்றும் சாதாரணக் குடும்பத்தில் என்ன நிகழ்வுகள் மனிதர்கள் செய்வார்களோ அவை அனைத்தும் குறைவின்றி நடந்து வந்தது.

நம்புங்கள் என்னை, சில விஷயங்கள் என்றும் மாறவே மாறாது. உண்மை. கர்ணஹள்ளியின் மக்கள்

மினியாபொலிஸ் நகருக்கு இடம் பெயரலாம். தால்குடி குடும்பம் லண்டனில் இடம் பிடிக்கலாம். நமது எழுபது வயதுத் தம்பதிகள் குப்புசாமியும், அவரது மனைவி பிரமீளாவும், ஸ்டோமா பையை சேர்த்து வைத்திருக்கும் பசை போன்றே அவர்களின் பழங்கால நினைவுகளில் ஒட்டிக்கொண்டிருக்கலாம். மால்குடியும், அதனுடைய சுத்தமான, மாசற்ற சுற்றுச்சூழலும் என்றும் அபப்டியேதான் இருக்கும்.

அது ஒரு ஐந்து வருடகால முன்பு நடந்த பேரழிவு, குப்புசாமியும், பிரமீளாவும், சிவப்பு நிறத்தை, வண்டிப்பாதை, வாகனம் நிறுத்துமிடம், மின்தூக்கி, நனைத்த கால்மிதியடி மற்றும் கழிவறையிலும் என வழியெங்கும் அவர்கள் கண்டனர். நரகம் காலியாகி, அங்கிருந்த சாத்தான்கள் எல்லாம் பிரமீளாவை எதிர்கொண்டது போலும்,குப்புசாமியை பொறுத்தமட்டில் அவர் அதிர்ச்சியிலும், பிரமிப்பிலும் ஆழ்ந்து பயந்து பூஞ்சையாகத் தெரிந்தார்.

அவர் தனது கசப்பு அனுபவத்தை தன் பின்னுக்குத்தள்ளி எறிந்தார். வந்தவழியில் மீண்டும் இப்போது திரும்பிச்செல்ல இயலாது. பல்வேறு அறுவை சிகிச்சை முறைகளுக்கு நன்றி உரைக்கத்தான் வேண்டும். அவற்றின் உதவியுடனே, அவர் இருண்ட குகையிலிருந்து மீண்டார். இப்போது குப்புசாமி ஒரு புற்றுநோயாளியே அல்ல. அவர் அதையும் தாண்டிய "புற்றுநோயை வெற்றிகண்ட மாவீரன்" என்ற பட்டமும் வென்று, மற்ற சாதாரண மனிதர்கள் போன்றே தனது அன்றாட வாழ்க்கையில் ஈடுபட்டார். புற்றுநோயை கண்டிப்பாக வெற்றி கொள்ள முடியும். ஆனால், ஆம்!

கடந்தகால எண்ணங்கள் புற்றுநோயின் குரூரத்தையும் விஞ்சி நின்ற மாவீரனின் எண்ணங்களையும் ஊடுருவத்தான் செய்யும்.

அவர்கள் இப்போது தனது வாழ்வின் பின்னோக்கி எவ்வாறு தங்கள் அந்த யுத்தத்தை வெற்றி கண்டோம் என்று அதிசயித்து இணைந்து கலகலப்பாய் சிரித்து மகிழ்கிறார்கள்.

புற்றுநோய்க்கான யுத்தம் என்பது துணிச்சல், மருத்துவரின் அறிவுரைப்படி நடப்பது, உறுதியுடன் இருப்பது என்பது மட்டும் உள்ளடக்கியதல்ல என்று பிரமீளா அறிவித்தார்கள்.

குப்புசாமி மறுத்தார் "அதே போல் அது பராமரித்துக் கவனிக்கும் முதன்மைத் துணையாளர்களின் அன்பு, மனித நேயம் மற்றும் புரிந்துகொள்ளுதல் மட்டும் சார்ந்தது அல்ல."

"அறுவைச்சிகிச்சை, கீமோதெரபி, கதிர்வீச்சு இவைகளுடன் சுற்றி வந்துகொண்டிருப்பதும் அல்ல." பிரமீளா அந்த விவாத விளையாட்டுக்கு முற்றுப்புள்ளி வைக்க எண்ணினார்.

அவ்வளவு எளிதில் வார்த்தை பிரயோகத்தில் தன்னை யாரும் தோற்கடிக்கக் கூடாதெனும் எண்ணம் கொண்டு, கடைசி வார்த்தை தானே சொல்ல விரும்பி, "நகைச்சுவைக்காகக் கூட நான் கதிரியக்கமுடையவன் என்றும் எனது அருகில் உள்ள வயது குறைந்த குழந்தைகளுக்கு சட்டவிரோத வெளிப்பாடு காட்டி பயமுறுத்துகிறேன் என்று எண்ணிக் கொள்ளவேண்டாம்" என்று முடிவுரை கூறினார்.

ஹா ஹா ஹா! யாரோ அங்கே உரக்கச்சிரித்தார்கள். அப்போதுதான் பல்கலைக்கழகத்தில் இருந்து வீட்டினுள் நுழைந்த அவர்களுடைய பேரன்தான் அது.

“சிரிக்காதே! நிறைய பேர் அவர்களின் சிறு குழந்தைகளை என்னிடமிருந்து ஐந்து மீட்டர் அதாவது பதினைந்தடி தள்ளி இருக்கும்படி அறிவுறுத்தி இருக்கிறார்கள்.”

என்னுடைய உள்ளுறுப்புகள் ஒரு கண்ணாடிக்குடுவையில் பாதுகாக்கப் பயன்படும் திரவத்தில் ஊறிக்கொண்டிருப்பதை காண்பது மட்டும் அல்ல. எனது ப்ரோஸ்டேட் மற்றும் சிறுநீர்ப்பை இரண்டும் இரண்டு கண்ணாடிக்கு குடுவைகளில் வசதியாய் அமர்ந்து கொண்டு நாங்கள் உன்னை புகைபிடிக்கும் கருவியிலிருந்து விலகியிருக்கும்படி அறிவுறுத்தினோம். நீ கேட்டாயா? என்பது கேலி செய்வது போல் இருந்தது. இந்தக் காட்சி அவைகளை திசுத்துயரியல் துறைக்கு என்ன காரணிகள் இருக்கும் என்று நிபுணர்கள் பரிசோதிக்க ஏதுவாக எடுத்துச்செல்லும் முன்னே கண்டது. அந்த நிபுணர்களுக்கு என்னுடைய புற்றைப் பற்றி எனது அறுவைச் சிகிச்சை நிபுணரை விட அதிகம் தெரிந்து இருந்தாலும், அதைப்பற்றி என்னிடம் பேச அவர்களுக்கு அனுமதி கிடையாது.

குப்புசாமியின் பேத்திக்கு வேடிக்கையாய் இருந்தது. அவருடன் சேர்ந்து அவள் அல்ட்ரா சவுண்ட் ஸ்கேன் அறைக்கு சென்றிருக்கிறாள். 73 வயதான அந்த ஆண் ஒரு மகப்பேறியல் மருத்துவரை அணுக வேண்டும் என்றும் அவரின் வயிற்றின் உள்பகுதியில் ஒரு ஜோடி நன்கு வளர்ந்த ஓவரிகள் சாதாரண எல்லைக்குட்பட்ட பரிமாணத்தில் உள்ளதாக இருந்தாலும், அதில் சில

இழைம நிழல்கள் புலப்படுகின்றன என்று அந்த ஸ்கேன் அறிக்கை கூறியது.

குழந்தை குழப்பத்தில் உளறினாள், "ஒருவேளை ஸ்கேன் எடுத்த அந்த மருத்துவர் உங்கள் வயிற்றில் எந்த உறுப்புகளும் தென்படாமல், காலியாக இருந்ததால், அவரே ஓவரிகள் வைத்து நிரப்பி இருப்பாரோ?"

அடுத்து ஸ்கேன் அறைக்குள் பரிசோதனைக்குச்சென்ற நோயாளிப் பெண்மணிக்கு அதைவிட திகிலான ஒரு அறிக்கை காத்திருந்தது. அதில் அந்தப் பெண்மணியின் புரோஸ்டேட்டும், சிறுநீர்ப்பையும் அறுவைச் சிகிச்சையின் மூலம் மொத்தமாக அகற்றப் பட்டதாக இருந்தது.

உங்களுக்கு நினைவிருக்கிறதா? உங்களது முதலாவது சிறுநீர்ப்பையின் உட்புறத்தை ஆய்வதற்கான பரிசோதனையின் பின் "அப்புறம், தாத்தா! திரும்ப நாம் சந்திக்கும்வரை உங்களிடமிருந்து விடை பெறுவது வாணிஸ்ரீ" என்று அந்த செவிலியர் கூறியது அல்லது அந்த மருத்துவர் உங்களிடம் வினவியது, "நமக்கு சர்க்கரை இருக்கா?" என்று. நீங்கள் பதில் கூறினீர்கள், "நான் எனது சர்க்கரையை மருத்துவமனைக்கு எடுத்து வரவேண்டும் என்று யாரும் என்னிடம் சொன்னதில்லை. அப்படியே எடுத்து வந்தாலும் அதை மருத்துவருக்கு எதற்கு பகிரவேண்டும்" என்று. மேலும், உங்களுக்கு பிரஷர்,டென்ட்கள் அல்லது காண்டாக்ட் உள்ளதா என்று அதற்கு முன்னதாக மருத்துவர் கேட்டார். அவர் குறிப்பிட்டது செயற்கைப்பல் மற்றும் காண்டாக்ட் லென்ஸ் பற்றி. ஆனால், குறும்பாக நீங்கள் என்ன சொன்னீர்கள் தெரியுமா? " எனக்கு எந்த காண்டக்ட்டும் கிடையாது. நான் யாருடைய அழுத்தத்தாலும் இல்லை.

ரிலாக்ஸாக இருக்கிறேன் என்று. உற்சாகமாக குழந்தை ஒரே மூச்சில் சொல்லி முடித்தாள்.

இன்னொரு சமயம், எனது கழுத்துக்கு எண்கள் உள்ளது என்பது போல் நான் கூறியிருப்பேன் போலும், அதோடு மருத்துவர் கூறினார் எனது தொப்பி சிறுநீரகவியல் மருத்துவருக்குப் பொருத்தமாக இருக்கும் என்று. உண்மையில் அவர் என்னை வீழ்த்தித்தான் விட்டார்.

மறுநாள் காலை சிறுநீரகவியல் மருத்துவர் வந்தபோது, ஜூனியர் மருத்துவர் கூறிய கழுத்து, தொப்பி என்பது பற்றி விளக்கம் கேட்டேன். அவரும், அவருடன் இருந்த DNB நண்பரும் வாய்விட்டுச் சிரிக்க ஆரம்பித்தார்கள். "ஜூனியர் மருத்துவர் உங்களுக்கு NaK எண் உள்ளதா என்று கேட்டது - Na உங்களின் சோடியம் குறைபாடு அல்லது K -அதிகரித்த பொட்டாசியம் எண்கள் பற்றி தான். அதே போல் சிறுநீரகவியல் மருத்துவரின் CaP என்பது உண்மையில் கால்சியம் மற்றும் பாஸ்பரஸ் என்ற அளவுகள்தான்" நினைவு கூர்ந்தார் குப்புசாமி.

அறுவைச் சிகிச்சை அறையில் இருந்து வெளிவந்த மருத்துவர், குப்புசாமியின் ஒரு கிட்னி வேலை செய்வதை நிறுத்திவிட்டதால், அதை எடுத்து குப்பைத்தொட்டியில் போடா வேண்டியதுதான் என்று கூறியபோது, அந்த குட்டிப்பெண் கூவினாள், "எத்துணை அதிர்ஷ்டம்! டயபர் தேவை இல்லை, கழிவறைக்கு ஓடவேண்டிய அவசியமும் இல்லை" என்று கூறியதே மிகுந்த சிரிப்பை வரவழைத்த நேரம் என்று பிரமீளா கூறினார்.

இப்போது குப்புசாமியின் முறை, "வயிற்றுப்பகுதி ஸ்கேன் எடுக்க நான் பின்பொருமுறை சென்றபோது, அந்த நர்ஸ் சிறுநீர்ப்பையை காலி செய்ய வேண்டாம்

என்று கூறினாள். நான் அமைதியாக அவரிடம் கூறினேன் எனக்கு சிறுநீர்ப்பையே கிடையாதென்று. அதிர்ச்சியான அவர் என்னை ஏதோ ஹாலோவீன் உடையில் பார்த்தது போல் அரண்டு போய் நான் உளவியல் துறை செல்லவேண்டியவன் என்றும் ரேடியோலஜி துறைக்கு வரத்தேவையில்லை என்றும் கூறினார். அவர் படித்தது அப்படி. சிறுநீர்ப்பை மனித உடம்புக்கு எத்தனைஅத்தியாவசியான ஒன்று என்று அவர் படித்திருக்கிறார் போலும்."

சில சமயங்களில் என் மீதே கேலி நிகழ்ந்தது. அந்த பிங்க் சீட்டில் (நோயியல் துறையின் வேண்டுகோள்) எழுதி இருந்தது U, Cr என்று. சீரம் குரோமியம் பரிசோதனை எதற்கு இப்போது என்று அதிர்ச்சிக்குள்ளாகி நான் மண்டையை உடைத்துக் கொண்டேன். அது கடுமையான பரிசோதனை மட்டும் அல்லாமல், யுரேனியம் அளப்பதற்கு இந்த மருத்துவருக்கு அனுமதி உண்டா என்று எனக்குப் புரியவில்லை. எங்கள் அனைவருக்கும் புரிந்தது ஒன்றுதான் அது குறிப்பது சீரம் யூரியா கிரியேட்டிநைன் என்பதுதான்.

மேலும் அதில் LFT மற்றும் RFT என்றும் குறிப்பிட்டிருந்தது. எனது இடது மற்றும் வலது பாதங்கள் பற்றி என்று நினைத்து பாதங்கள் பரிசோதிக்கும் மருத்துவரிடம் சென்றேன். அனைவரும் என்னைப் பார்த்து சிரித்துவிட்டு, அந்த குறியீடுகள் ரத்தம் மாதிரி எடுத்து, அதிலிருந்து பரிசோதனையில் கண்டுபிடிக்கப்படும் கல்லீரல் மற்றும் சிறுநீரக செயல்பாடுகளைப் பற்றியது என்று விளக்கம் அளித்தார்கள்.

குப்புசாமி தம்பதியினர் பக்கத்துக்கு அறையில் இருக்கும் லலிதா என்ற நோயாளியிடம் நட்பு பாராட்டினர். தொடர்ந்து நடைபெறும் சோதனைகள், வேதனைகள் நிறைந்த காலகட்டங்களில், ஒரு புற்றுநோயாளியை நிலைநிறுத்த வேண்டிய பல தருணங்கள், எடுத்துக்காட்டாய் சிறிது வேடிக்கையும், கேளிக்கையும் உள்ளே மனது சிதைந்துவிடாமல் தடுக்கும். அப்படிப்பட்ட தருணங்கள் சிறிது நகைச்சுவை உணர்வைத் தூண்டி, சிரிப்பு மூட்டி, மனதில் அடைபட்டுக் கிடைக்கும் வேதனையை வெளியேற்றி ஒருவரின் மனஉறுதியை அதிகரிக்கச் செய்யும். லலிதா அவர்களின் வாழ்விலும் நடந்த சில நகைச்சுவை துணுக்குகள், அவரது மகள் வசந்தி குப்புசாமி தம்பதியை பிப்ரவரி மாதம் 4 -ம் தேதியில், உலக புற்றுநோய் விழிப்புணர்வு சங்கமம் விழாவில், மால்குடியில் கூறியது குப்புசாமி அனைவருடனும் பகிர்ந்து கொள்ள விழைகிறார்.

கடந்த வருடம் லலிதாவுக்கு சிறுநீரகப் பையின் உள்ஓரங்களில் நீட்டிக்கொண்டிருக்கும் உயர் ரக கட்டி கண்டுபிடிக்கப்பட்டு, யூரோதீலியல் கார்சினோமா என்று அறிவிக்கப்பட்டது. விசேஷ மருத்துவர்கள், ஊழியர்கள், நாங்கள், அவரின் குடும்ப உறுப்பினர்கள் என்று அனைவரும் அடங்கிய ஒரு குழு, எங்களால் ஆன பங்களிப்பை அளித்து "புற்றுநோய்க் கட்டிகளை உடைப்பது" என்ற மாபெரும் பணியில் ஈடுபட்டிருந்தோம். மிகவும் தீவிரமாகவும், முழுமனத்துடனும் சிகிச்சை சென்று கொண்டிருக்கும் வேளையில், செவிலியர்கள் இடையிடையே கையில் ஊசி போடும் சிரிஞ்ச்

எடுத்துக்கொண்டு உள்ளே நுழைந்தால் அம்மா (லலிதா) முகம் கொடுத்து கூறுவார், “இதோ! எனது ரத்தத்தை உறிஞ்ச மறுபடியும் வந்தாகிவிட்டது. கேலன் கணக்கில் வேண்டியமட்டும் உறிஞ்சி எடுத்துச் செல்லட்டும். நான் ஒன்றும் அழிந்து போக மாட்டேன்” என்று.

அவர்களின் தீரம் பொருந்திய மனநிலை அவர்களின் வாழ்க்கையை வழி நடத்தியது என்றாலும், அறுவைச் சிகிச்சை விரைவில் நடக்க வேண்டும் என்று முரட்டுப் பிடிவாதத்துடன் அங்குள்ள மருத்துவர் குழுவை மிரட்டி அடிபணியவைக்கும் அளவு செல்வார். “எனக்கு மட்டும் அறுவைச் சிகிச்சை விரைவில் நடத்தி முடிக்கவில்லையெனில், நான் இங்கிருந்து காணாமல் போய் விடுவேன். அது உங்களை எப்படிப் பட்ட பிரச்சினையில் மாற்றிவிடும் என்று உங்களுக்கே தெரியும்” என்று சவால் விடுவார். இந்த மிரட்டல் பலித்து உடனடியாக ஒரு தேதியில் முடிக்க வேண்டிய அறுவைச் சிகிச்சைகளை ஒன்றன் பின் ஒன்றாய் மருத்துவர் குழாம் செய்து முடித்தது. ஒரு பெண் அங்குள்ள நிபுணர்களிடம் கையுறையை எறிந்தது போன்ற ஒரு சம்பவம்.

வெளியே அவருக்காக காத்திருக்கும் ஸ்ட்ரெச்சர் பற்றி கூட அவர் தன் விமர்சனத்தை விட்டுவைக்கவில்லை. தனக்கே உரிய கிண்டல் பாணியில், கூறுவார், “அதோ என்னை அழைத்துச் செல்ல பார வண்டி, கவிழ்த்துப் போட்டு எடுத்து செல்ல” என்று அவரின் பாதிக்கப்பட்ட கிட்னியின் படத்தை எங்களுக்குக் காட்டியபோது, அவர் கடுங்கோபம் கொண்டு அந்தப்படம் தேர்ந்த கைபேசியின் திரையை உடைத்து விட்டார். எனக்காக நீ என் சண்டையிட்டு என்னிடமே நீ இருக்கவில்லை என்று

அந்த கிட்னியிடம் ஒரு பேச்சுவார்த்தை வேறு. இவை எல்லாம் அம்மாவின் சிறுகுழந்தை மனப்பான்மையை வெளிக்காட்டியது.

இந்த வருடம் அவருடன் நான் மருத்துவமனைக்கு வழக்கமான பரிசோதனைகளுக்கு, ஸ்கேன் எடுக்க என்று துணைக்குச் சென்றபோது, அல்ட்ராசவுண்ட் ஸ்கேன் போது அந்த பரிசோதகரால் அம்மாவின் வலது கிட்னியை காண முடியவில்லை என்பதால் அது பற்றி ஒரு குறிப்பு எழுதி வைத்தார். அம்மா கிண்டலாக சிரித்துக் கொண்டே கூறினார், " எனது வலது கிட்னி தனது பதவியை கடந்த வருடமே CMC மருத்துவமனையில் இழந்துவிட்டது. அதன் விளைவுதான் இது" என்று. அந்தப் பரிசோதகர் அம்மாவின் விஷயங்களை இணைக்கும் அணுகுமுறையைக் கண்டு வாயடைத்துப் போய் விட்டார்.

அம்மாவுக்குத் தொடர்ந்து பல அமர்வுகள் கதிர்வீச்சு சிகிச்சையும், நோயெதிர்ப்பியச் சிகிச்சையும் கொடுக்கும்போது, அதற்கு மிகவும் பழகிப்போய் விட்ட என் அம்மா முத்த ஆளாக எல்லோருக்கும் அமர்வு செல்லவேண்டிய நேரத்தை நினைவூட்டுவாள். அது எப்படி இருக்கும் என்றால் பெரிய கார்பொரேட் நிறுவனங்களில் இதற்குப் பின் இது என்று முடிக்க வேண்டிய வேலைகளுக்கான ஒரு பட்டியல் போட்டு செய்வது போல இருக்கும்.

அப்படிப்பட்ட சில நினைவில் கொள்ளவேண்டிய தருணங்கள், கொடுந்துயரத்திலிருந்து மீட்டு அவரது உள்மனச் சக்தியை பாதிப்பின்றி இருக்கச் செய்கிறது. கவனித்துப் பராமரிக்கும் பொறுப்பில் இருக்கும் நாம், மற்றும் ஆதரவு கொடுக்கும் அனைத்து அமைப்புகளுக்கும்

இப்படிப்பட்ட நம்பிக்கைகளை வளர்க்கும் நீரூற்றாய் இருக்க வேண்டும்.

குப்புசாமி தம்பதிகள் இதற்கு மேல் செல்ல ஒத்துக்கொள்ளவில்லை.

www.ingramcontent.com/pod-product-compliance
Lightning Source LLC
Chambersburg PA
CBHW030928180526
45163CB00002B/495
* 9 7 8 1 6 4 5 8 7 6 6 5 6 *